私のリウマチ日誌

リウマちーむとの出会い

東洋病院 院長 谷 憲治 & リウマちーむ

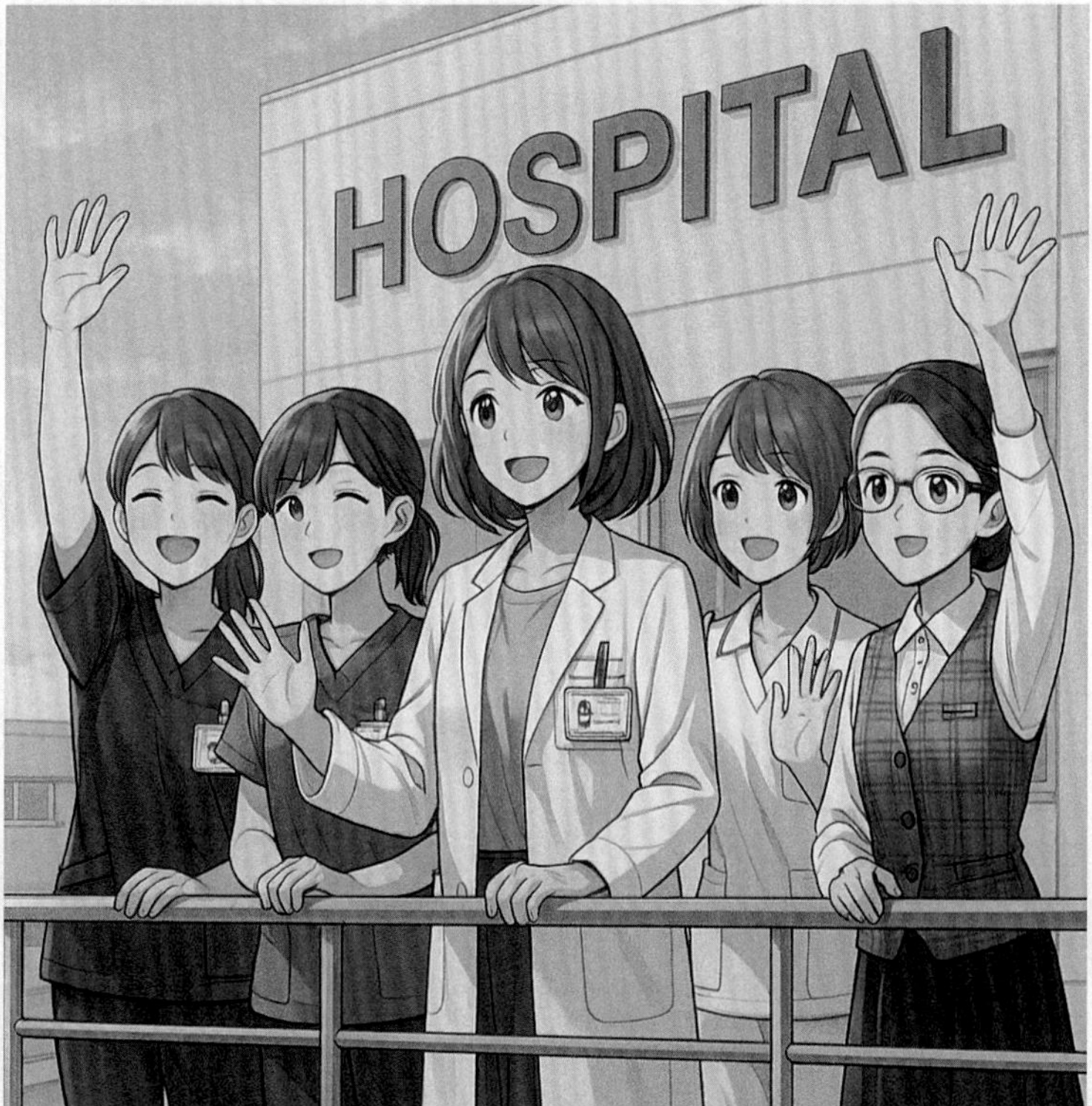

はじめに

病気は医師が薬で治すもの、と思い込んではいませんか。まず、間違っていると思われるのが「医師」のところ。医師は、患者に関わる医療チームの一員ではあります。しかし、単なるその中の一スタッフにしか過ぎません。医師一人が病気を治すのではなく、様々な医療職がワンチームで患者を守り、治療を進めていくのが医療なのです。

医師以外の医療スタッフの呼び名も時代とともに変遷してきました。私が若かりし医師の頃は、パラ・メディカルと呼び「医療の傍らにいる医療人」のイメージでした。その後、コ・メディカルと呼ぶようになり「医師と一緒にいる医療人」のようなイメージに変更されました。そして、現在は医師も含めた医療人すべてをひとまとめにしてメディカル・スタッフと称し、その名称が定着しています。結局、医師は特別な存在ではない、というところに落ち着いたということです。ぜひ、患者さん自身が、患者の病気を治すのはメディカル・スタッフによるチーム医療であるという認識を忘れないでいてほしいと思います。

もうひとつの間違いが「薬」のところ。薬を飲むことだけが治療ではありません。病気になった早期から行うリハビリも治療です。また、日常生活指導や困ったときの相談、ご家族に病気を理解してもらえるように働きかけることも、患者の病気がよくなるためという意味では治療に含まれるでしょう。患者が高齢者である場合は、病気だけでなく加齢による体力の低下も加わっていることが多く、介護や福祉を含めたケアも広い意味での治療と言ってよいでしょう。

今回は私たちの病院の専門領域である関節リウマチという疾患を取り上げさせてもらったため薬の治療が主体になっていますが、ケガや心筋梗塞であれば、外科的な処置や心臓カテーテル治療なども当然治療に含まれます。

読者の皆さんには、ぜひ本書をお読みいただいて、患者に対する治療の考え方の広さと深さを、体験していただければ幸いです。もちろん、全国に七十万人いるとされている関節リウマチの患者さん、そしてそのご家族・親族・友人の皆さん、そして、この病気に関わっているメディカル・スタッフの皆様にも、私たちの思いが伝わる機会になれば幸いに思います。

登場人物

島田 詩織（主人公、三十七歳女性、フラワーショップ店員）
島田 健介（夫、四十三歳、市役所勤務）
島田 颯太（男児、九歳、小学三年生）
島田 正代（健介の母、七十六歳）

東洋病院スタッフ
（リウマチ専門医）
　谷 憲治 医師
（リウマちーむ）
　手越 真利子 看護師
　福井 智子 薬剤師
　常澤 みゆき 療法士
　原 まち子 ＭＳＷ（注１）
　笠松 みどり 事務員

目次

第一章　突然の発病

私は島田詩織、三十七歳女性。郊外の一軒家に、夫、夫の母、そして九歳の息子の四人で暮らしている。

今日は七月二十一日の日曜日。空には朝から気持ちのいい青空が広がっている。

我が家の庭に咲く紫陽花の花もすっかり色あせてきた。長かった梅雨もそろそろあけてほしいと願う。

今日は、職場のフラワーショップもお休みだ。朝早く起きて息子をサッカークラブに送って行った後、こうやって洗濯をしている。同居している義母は、毎日私より早起きで、今日もいつものように朝の散歩をして朝食も済ませた後は自分の部屋でテレビを見ているようだ。

この頃、家事をしている時に自分の指が気になってしかたない。そういえば、職場で花を切り揃える時やパソコンに文字を入力するときもスムーズに作業ができない。しばらく違和感が続いた後は、指と手首のあたりが痛くなってくる。今朝も洗濯物を洗い終えて、干し始めてからズキズキ痛んできた。いったいどうしたんだろう。

　この痛みはいつ頃から感じるようになったのだったか。たぶん、初めて痛みを覚えたのは梅雨が始まったすぐの頃、六月の初旬だったと思う。その頃と比べると、痛い部位が増えていて、一週間前からは立ち仕事をしていると両膝と両足首にも痛みを感じるようになってきた。

「おはよう。いい天気だね」

　夫、健介が背伸びをしながら寝室から出てきた。

「おはよう、健介。朝ごはんは、もうできてるわよ」

　二人で食卓に座った。

　食べ始めるとすぐに私の最近の痛みの話題になった。

「まだ、治らないんだ」

　夫が私の手の方を少しだけ見てつぶやいた。

「見てよ、これ！　なんだかハレていると思わない？」

　私は食べている夫の前に自分の左手を差し出した。

　夫はチラッとだけ見て

「確かに、ハレてるねえ。痛いの？」

「痛いわよ、特に朝方が！　指輪も入りにくくなってるし！」

夫の他人ごとのような言い方に私は少し強い口調になった。

「私の祖母がリウマチだったから、それも心配なのよ」

「リウマチって遺伝するって聞いたことがある。診てもらえそうなリウマチの専門病院を調べてみよう」

食べ終わった夫は、さっそくスマホを取り出して検索し始めた。さっき、冷たい態度を責められたのを気にしているのだろう。

私は食べながら、病院の検索は夫に任せることにした。

第一章　突然の発病

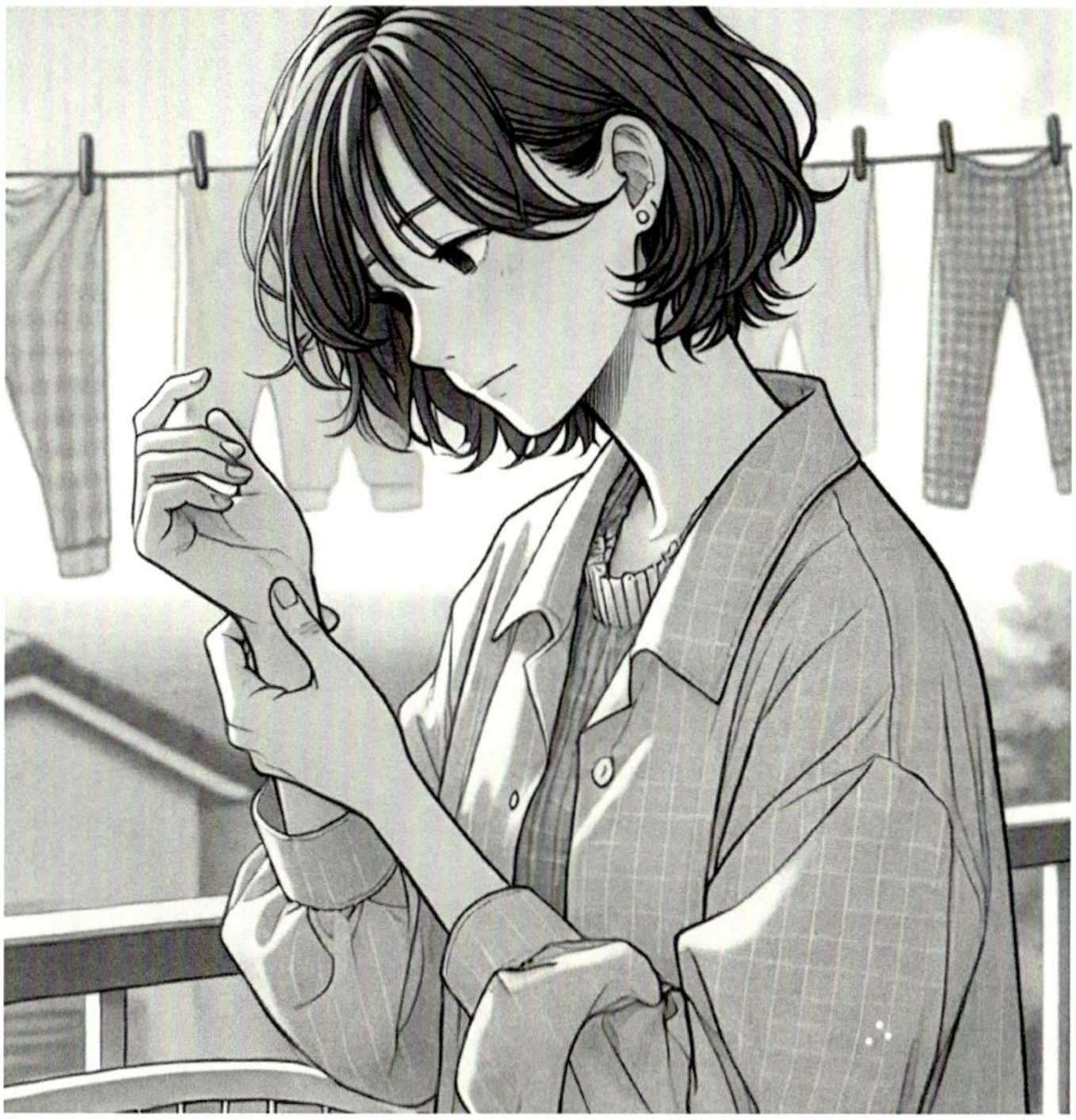

第二章　病院探し、そして東洋病院との出会い

今の世の中はインターネットの時代だ。病院探しもネットを使うのが最も手っ取り早い。自宅から近い場所にあるかどうかだけでなく、専門医の紹介や口コミの評価などを知ることもできる。

「この病院なんかいいんじゃないか？」

夫が食器の洗い物をしている私に話しかけてくる。夫のスマホを私も覗き込む。

「同じ市内なのね。近いのはいいけど、東洋病院って漢方みたいな東洋医学の専門病院じゃなかったかしら？」

「いやいや、病院ホームページのここを読んでごらん。古くからある漢方専門病院ではあるけど、最近はリウマチにも力を入れているみたいだ。ほら、リウマチ専門医（注2）が四人で診療を行っているって書いてあるよ」

「初めてかかるのに紹介状はいらないのかしら？」

「大学病院や県立病院みたいな公立病院じゃないから、紹介状無しで大丈夫だと思うよ。

でも、とりあえずかかれるかどうか電話で聞いてみたら？」

糖尿病予備軍と高血圧で近くのクリニックで治療を受けている夫は、病院事情には詳しく、こういう時には頼もしい。

「今日は日曜日なので、病院は休みみたいだ。明日の朝に電話して確認してみたらいいよ。じゃ、僕はそろそろ颯太を迎えに行ってくるからね」

毎週の日曜日の颯太のサッカークラブへの送迎は分担制にしていて、今日は私が送って行ったので、迎えに行くのは夫の役目なのだ。

「いってらっしゃい、気をつけてね」と私は夫を送り出した。

第三章　私は関節リウマチなの？

翌日の月曜日は病院受診のために仕事を休むことにした。

受診予定の東洋病院には、診療が始まる朝の九時ちょうどに電話をかけた。初めての病院への電話は緊張したが、電話に出た受付の事務員が優しく応対してくれた。

「午後の三時からなら診察枠が空いているので、その時間に予約をとっておきましょうか？」

と聞かれたので、その時間にお願いした。

東洋病院へは、一人で車を運転して行った。駐車場は広く、建物も想像以上に大きかった。

受付に着くと、問診票という紙を渡されて、今回の症状の経過や、これまでにかかった病気やアレルギー歴などを書かされた。その後、私の番号が呼ばれ、診察室に入って行った。

私の担当の先生は、谷医師だった。病院のホームページに載っているリウマチ専門医の中のひとりだった。

「はじめまして、東洋病院の谷と言います」

「よろしくお願いします」

初めて会う医師と病気の心配で緊張していたので、私の顔はきっとこわばっていたに違いない。

谷医師は、私の書いた問診票に目を向けながら、

「六月の初め頃から、手の指や手首が痛くて、今も続いてるんですね。痛いのは両手ですか？」

「はい、そうです、最近は、両方の膝と足首にも痛みがあります」

「痛み始めたきっかけに、転んでどこかを打ったとか、激しいスポーツをした、とかいうことはなかったですか？」

「それは、ありません」

それから、これまでにかかった病気のことや血縁者の病気のことを聞かれた後、体の診察があった。特に全身の関節については詳しい診察を受けた。

診察を終えた谷医師は、私の方を見て、

「痛みのある部位の関節に腫れがみられます。今のところは関節リウマチ（注3）が一番疑われますね。一般的に、よくリウマチと言いますが、正式な病名は関節リウマチです。ただ、診断を確定するのにレントゲン検査と関節エコー検査、そして血液検査が必要です。

今日は実施だけして、結果は次回説明させていただきますね」

「分かりました。よろしくお願いします」

私は一週間後に診察の予約を取ってもらった後、手、足、膝のレントゲン写真の撮影検査を受けた。その後、続いて、関節エコー検査（注4）を受けた。何年か前にお腹のエコー検査を受けたことがある。検査の方法はその時と同じような感じだったが、器械をお腹でなく、手や膝に当てて調べてくれた。二十分くらいで関節エコー検査が終わると、最後は採血だ。採血室では看護師さんが待ってくれていた。看護師さんの名札には、「外来看護師手越」と書いてあった。

「看護師の手越と申します。これから採血をさせていただきますね」

手越看護師は優しい口調で挨拶をし、アルコール消毒にかぶれることはないか聞いてきた。

「いえ、消毒にかぶれたことはありません」

「この病院への受診は初めてなんですね。何かきっかけがあったんですか？」

「いえ、主人とネットで調べてて、リウマチとか関節の症状を診てもらう病院として、ここがよさそうかなと思ったので」

「そうですね、この病院のようにリウマチ専門医の資格を持った医師が四人もいる病院は県内には少ないそうですよ。でも、この採血検査を受けるということは、まだ診断が決まったわけではないんですよね」

「でも、もしリウマチだったらどうしよう、って心配ばかりしてしまいます」

採血検査をしながら、看護師さんの手越さんは優しい言葉をかけてくれ、気持ちは少し和らいだ。それでも、その日から一週間後の次の受診日までは、よく眠れない夜を過ごした。

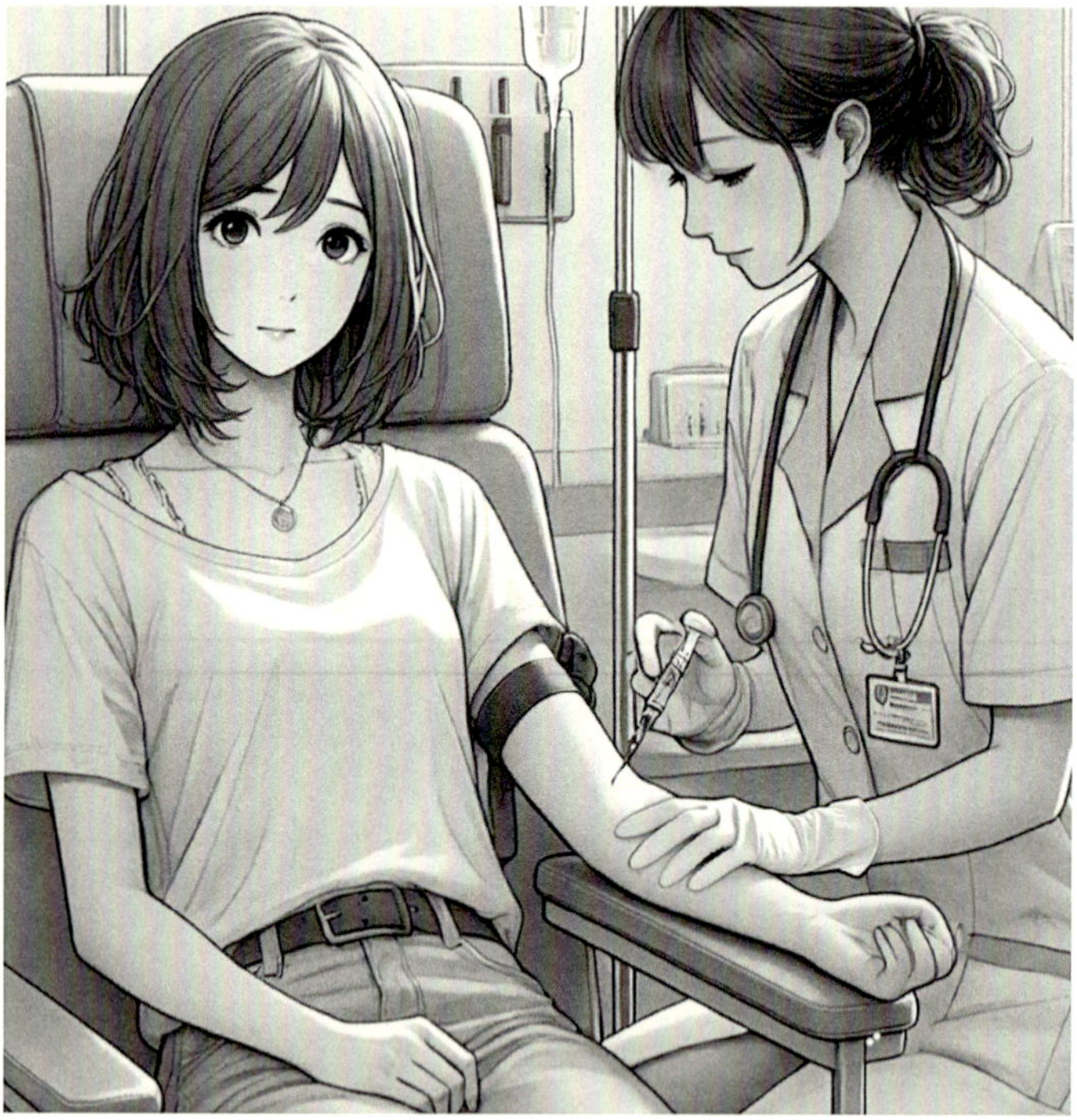

第四章　薬の治療が始まった

一週間後、予約時間に私は東洋病院の外来を受診した。今回は病気の診断名と治療方針が聞けるということで、ひとりで話を聞くのは不安だったので、夫に仕事を休んで付き添ってもらった。

予約時間になって私の番号が呼ばれると、診察室で前回診てくれた谷医師が待ってくれていた。主人とも一言挨拶を交わした後、

「前回の検査の結果を説明しますね」

検査結果が印刷された用紙を私の前に置いて、

「結論から言うと、島田さんの診断は関節リウマチだと思います。関節リウマチに関連する抗ＣＣＰ抗体（注５）とリウマトイド因子（注６）という検査値が高く出てまして、関節の炎症を示すＣＲＰ（注７）の上昇も見られます。リウマチの分類基準（注８）の点数も十点になりますので、関節リウマチの診断で間違いないと思います。また、関節エコー検査でも手首や膝など痛みのある関節の滑膜（注９）に炎症がみられることが確認できま

した」

「他の病気の可能性はないのでしょうか？」と私が聞くと、

「そうですね。関節リウマチ以外の膠原病（注10）などの病気の可能性もありましたが、お体の診察でもそのような所見はみられませんし、今回の血液検査からも否定されました」

私の隣に座っていた夫が質問した。

「最近は、リウマチのいい薬があって、治療すれば治ることもあるとネットに書いてました」

「確かにリウマチの薬は最近すごく進歩しています。ただ、治るという表現は使わなくて、病気がよくなった場合に我々は寛解（注11）という表現を使います」

「寛解……ですか？」とその言葉を初めて聞いた私が聞き返した。

「そうです。薬を使って関節の痛みや腫れがほぼ無くなった状態は、治癒、すなわち治ったとは言わずに、寛解と表現します。寛解とは、薬で抑え込んでいる、しかし、薬を止めるとまた悪くなってしまう、というところが治癒と違うところです」

谷医師はさらに続けた。

「ひとつ言えることは、島田さんのリウマチはまだ早期の段階だということです。手や膝のレントゲン写真でも軟骨や骨に変化がみられていない段階なので、薬の治療で寛解を目指せる可能性は十分あると思います」

「手遅れではないということですね」と少しほっとした私がつぶやくと、

「そうです。最近のリウマチの薬はどんどん進歩していて、関節の炎症による痛みや軟骨、骨の破壊を抑えてくれますが、進行して破壊されてしまった関節を元に戻すことはなかなか難しいんです。島田さんの場合は、そういった破壊がまだ起こっていない時期なので、薬の効果は期待できますよ」

その日から、谷医師に処方してもらった抗リウマチ薬（注12）であるメトトレキサート（注13）という名前の薬を飲み始めることとなった。週に火曜日と水曜日の二日間だけ服用する薬で、その副作用を予防する葉酸製剤を金曜日に飲むというものだった。また、メトトレキサートは効果が出るのに時間がかかるということで、痛み止めとしてNSAIDs《エヌセイズ》（注14）という薬も一緒に飲むことになった。ステロイド薬（注15）は関節リウマチに使うことのある薬だそうだが、谷医師とも相談の上、私は飲まないということになった。

「新しくリウマチの薬を飲み始めることになったので、服用の仕方や注意点などについて病院薬剤師の方から詳しく説明しておいてもらいましょう」

私と夫は、薬剤室の面談室に案内され、椅子に座った。少し待っていると白衣を着た女性がやってきた。

「東洋病院の薬剤師の福井と申します」

小さなテーブルをはさんで、私と向かい合って座りながら福井薬剤師が挨拶された。

「私、島田詩織と言います。よろしくお願いします」

「今回、リウマチ治療薬のメトトレキサートの服用を開始されるということでしたね」

「はい、そうです。明日から飲むようになっています」

「そうでしたね、谷先生からある程度お聞きしていると思いますが、谷先生もお忙しい先生なので、他の患者さんもいて、そんなに詳しく説明する時間がなかったと思いますので、私から補足の説明をさせていただきますね」と福井薬剤師は笑いながら言った。

「今日もお忙しそうでしたよ」と言って私も笑って答えた。

「何か、話の途中で分かりにくいところがあったら、遠慮なく質問してくださいね」

「はい、お願いします」


それから、福井薬剤師からメトトレキサートの薬についての服用方法や注意点、副作用などについて細かい説明がなされた。要点としては、メトトレキサートは毎日飲む薬ではなく火曜日と水曜日だけに基本的に十二時間間隔で飲む。さらに、副作用を抑える葉酸製剤一錠を金曜日に飲む必要がある。メトトレキサートは肝機能障害、血球減少、口内炎、間質性肺炎といった副作用があるので、定期的な診察と採血検査が必要である。この薬は催奇形性の可能性が否定されていないため服用中の妊娠はやめておかなければならない。といったところだった。

さらに、NSAIDsとステロイド薬についても説明があった。NSAIDsは、これまでに、生理痛や感冒時にロキソプロフェンを飲んだことがあるので、多くは確認といった内容の話だった。関節リウマチに対しては単なる痛み止めらしく、メトトレキサートといった抗リウマチ薬がよく効いてくると、NSAIDsは飲まなくてもよくなる薬らしい。あまり飲みすぎると胃腸を壊したりするので注意してください、と言われた。

ステロイド薬について福井薬剤師は、

「ステロイド薬は処方されていないですね。私も、いろいろ副作用のあるステロイド薬は、島田さんは飲まなくていいと思います。とにかく、メトトレキサートの効果を待つことにしましょう」と話された。

さあ、いよいよ、明日から本格的にリウマチの薬が始まるのだ。よく効いてくれたらいいのになあ、と願う。

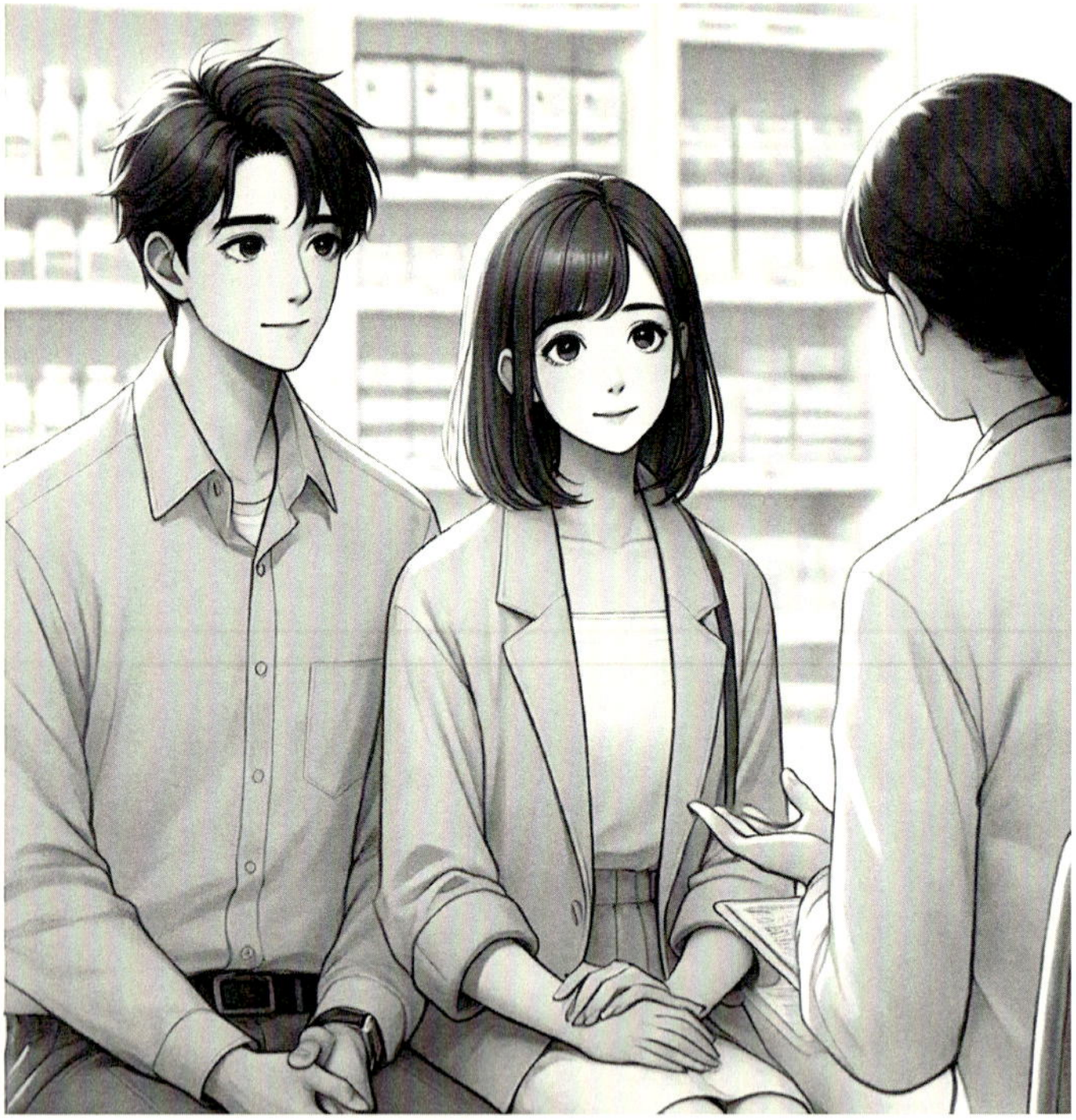

第五章　リハビリ始まる

次回の受診日は関節リウマチの薬を飲み始めて二週間後だった。

診察室に入ると谷医師が椅子に座って待っていた。

私は谷医師の隣の患者用椅子に座った。

「どうですか？　薬を飲みだしてから、関節の痛みや腫れに変化はありますか？」

谷医師が診察室の椅子を少し回して私の方を向いて尋ねた。

「そうですね。スマホを使ったり、着替えたりするときの手の痛みが少ししましになったような気がします。でも机を拭いたり、ハサミを使ったり、力を入れる時はかなり痛みます」

「なるほど。膝や足首の方はどうですか？」

「それは、あまり変わっていないです。立ち上がったり座ったりとか、階段を上ったり下りたりするのが辛いのは同じです」

谷医師は、しばらく考えた後、

「島田さんには、薬の治療に加えてリハビリ（注16）をお勧めします。最近、リウマチを発病して早い時期にリハビリを併用することが勧められているんです」

「主人の母もリハビリを受けていますけど、リハビリって高齢で筋力の弱った人が受けるイメージがあるんですけど」

「そういう印象をお持ちなんですね。もちろん、弱った筋力を回復するというのもリハビリの目的のひとつですが、リハビリには筋力が弱らないように予防するという目的もあるんです。関節リウマチの場合、関節が痛いからといって使わなければ筋力が低下もしますし、関節が固まることで、曲げたり伸ばしたりできる範囲が狭まってしまいます。さらに、作業療法ともいいますが、痛い関節をかばいながら、どのような日常生活を送っていけばよいのかを学ぶのもリハビリの目的になります」

初めて聞く話に私は小さく頷いた。

「そうなんですね」

「それでは、詳しい説明はリハビリ担当の者からやってもらいますので、しばらく診察室の前の廊下でお待ちください」

私は、診察室を出て、廊下で待っていると、青い仕事着を着た女性が近づいてきた。

「島田さん初めまして、療法士の常澤といいます」

「こんにちは。よろしくお願いします」

第五章　リハビリ始まる

「それでは、これからリハビリ室に移動して、リハビリについて説明させていただきますね。こちらへどうぞ」

常澤さんは、診察室の前にあるリハビリ室に案内してくれた。

「ここが外来リハビリ室です。次回からここでリハビリをすることになります」

リハビリ室は個室になっており、ベッドや机、椅子が置かれてあった。

常澤さんは、私と向かい合って座り、

「谷先生からもリハビリについての説明があったと思いますが、島田さんの関節の痛みや動きにくいところが少しでも良くなるように、また、これ以上悪くならないように、運動をしたり、生活動作のアドバイスをさせていただきます」

「谷先生からは、発病から早い時期にリハビリを始めておいた方がいいと伺いました」

「そうなんですよ。お仕事で花を切ったり、重いものを運んだり、ご自宅で固い野菜を切ったりするときに、手首や指の関節に負担をかけない方法などを勉強しましょう」

「それは助かります。一回のリハビリの時間はどのぐらいですか？」

「時間は四十分間です。谷先生の診察後にリハビリをすることになります。次回がリハビリの初回になりますが、その時に、全身の関節の状態や痛みの程度、筋力を調べさせていただき、その状態に応じた運動方法や日常生活の過ごし方の指導を始めていこうと予定しています。これから、リハビリのある日は動きやすい服装でお越しください」

「分かりました。よろしくお願いします」

「こちらこそ、よろしくお願いします。一緒に頑張りましょう」

こうして、私は外来診察の日に合わせてリハビリを受けることになった。

第五章　リハビリ始まる

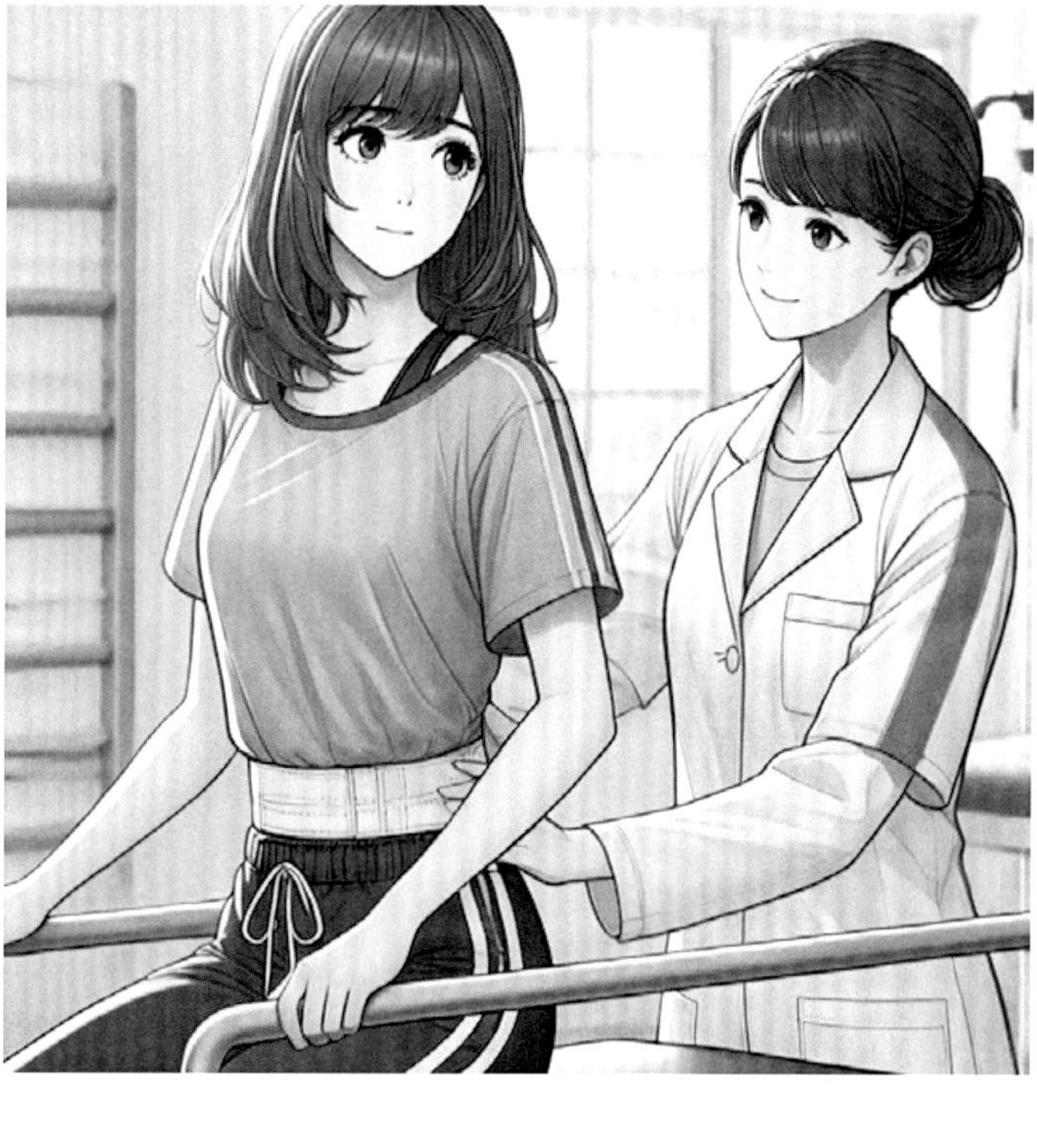

第六章　リウマチは遺伝するの？

私たちの家は市の中心からは少し離れた郊外にある。市バスの停留所やＪＲの駅とは少し距離があるので、通勤には自家用車が必要となる。土地の購入費用を考えるとその不便さはしかたなかった。ただ、颯太の通う小学校は家から近い所にあり、颯太は毎日徒歩で通学できるのはよかった。

夫の健介は市役所に勤めている。基本的に平日勤務であり、朝七時三十分に家を出て、午後六時半ごろに帰ってくる。私はフラワーショップに勤務しており、朝九時に家を出て、夕方四時頃には家に帰ってこれる。週に四日の勤務なのだ。時間の余裕から、食事の準備はほぼ私が担当している。夕食の食器洗いなどは夫がやってくれることが多いので助かってはいる。

私と夫は、夕食の片付けが終わると、自宅周辺を散歩するのが日課になっている。ただ、今夜は夫が風邪気味だということで、私と息子の颯太の二人で散歩に出かけることにした。午後八時を過ぎており、家を出ると、外は真っ暗の状態で、我が家の玄関先に植えられた樹木を照らすライトが暖かい光を放っていた。

「ママ、歩いても足は痛くないの？」と颯太が私に気遣う。

「普通に歩くのは大丈夫よ。薬を飲み始めてるし」

散歩道である自宅から延びる県道は広く、その両側にある歩道もとても広くて、前から出会う歩行者とも余裕ですれちがうことができる。郊外のため車の交通量も少なく、静かな散歩を楽しむことができる。颯太はジャンプしたり、ケンケンをしたり、子供らしい無駄な動きをしながらも私との散歩を楽しんでいる。

散歩道の県道には一定間隔で背の高い街灯があり、そのオレンジ色の灯がメルヘンの世界のような雰囲気をつくり出している。しばらく歩いて、歩道が右にカーブして西に向かうと、真正面の空に沈みかけているきれいな三日月が輝いていた。

「サッカーは楽しい？」と私が聞くと、

「楽しいよ。来週の日曜日は二チームに別れて練習試合をするってコーチが言ってた」

「それは、頑張らなきゃね！」

「ぜったい、シュートを決めたい」

颯太は、シュートを蹴るそぶりを見せた。

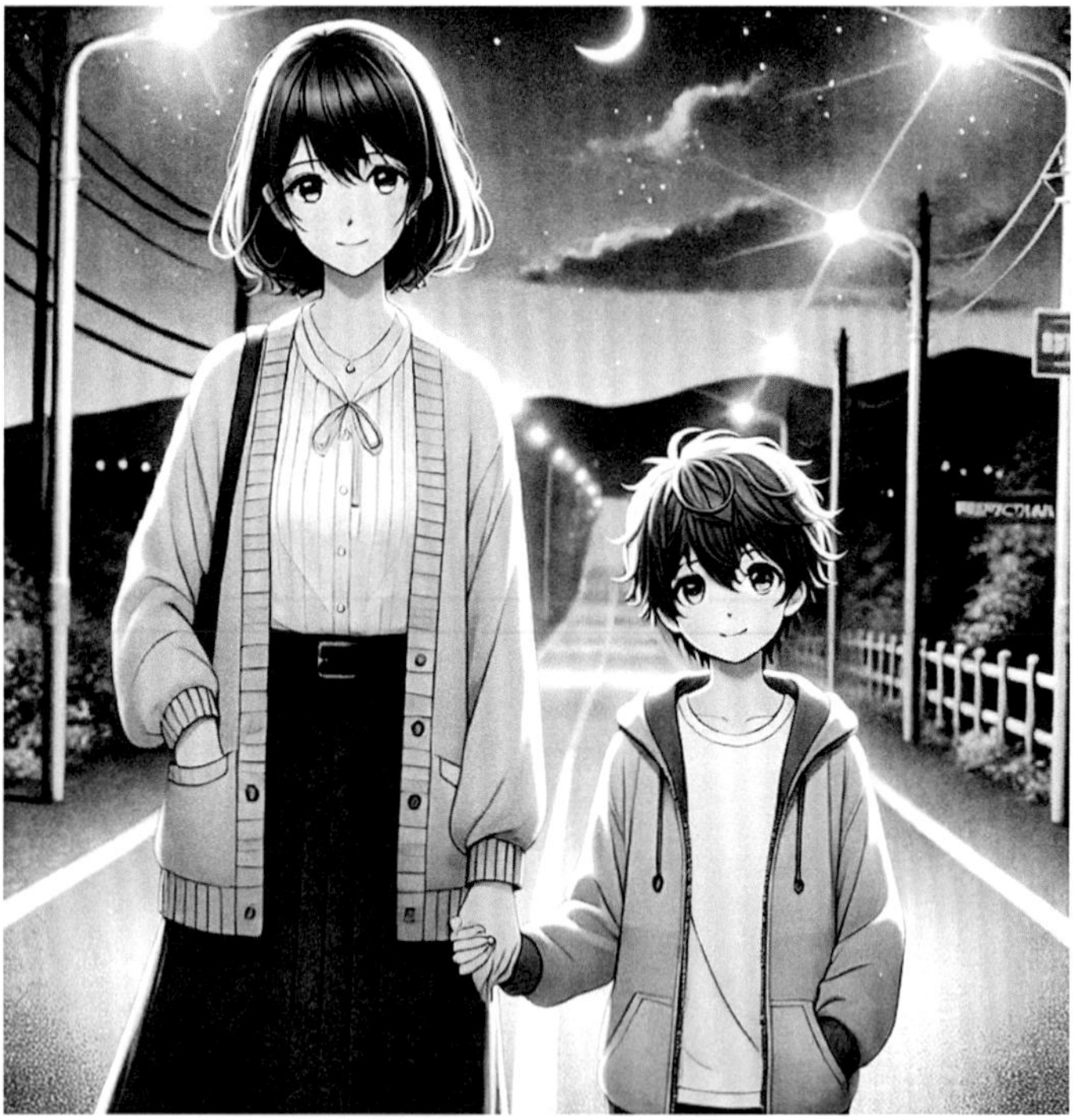

颯太には病気や怪我をせずに、元気にすくすくと育ってほしい、と願った。でも、大丈夫だろうか。私の祖母も私も関節リウマチという病気になってしまった。颯太に遺伝してリウマチを発病する心配はないのだろうか。明日は東洋病院の受診日なので、この疑問を担当医の谷医師に尋ねてみようと思った。


翌日、谷医師の診察が終わり、谷医師から、「何か他に困っていることはないですか」と聞かれたので、関節リウマチが子供に遺伝するのかどうかについて質問してみた。

「なるほど、島田さんは息子さんが関節リウマチを発病しないかどうかを心配しているんですね。お気持ちはよく分かります。本やインターネットの情報をみると、関節リウマチの原因に、遺伝因子と環境因子の両方があると書いてありますからね。その割合は、総論的には遺伝因子が三割、環境因子が七割と、環境因子の関与の方が大きいと考えられているようですが、患者さんによっては家系に関節リウマチ患者が多い方と、全くいないという方がいて、患者さん個人によってその割合は異なるようです（注17）」

「谷先生、環境因子にはどういうものがあるんですか？」

「はい、最近の研究で関節リウマチの環境因子として、喫煙や歯周病などの感染症が注目されています（注18）。僕たちは小麦製品などの食品に含まれるグルテンに着目し、グルテン摂取の多い患者さんは摂取の少ない患者さんと比べて、関節炎の活動性が高いことを報告しました（注19）」

「いろんな環境因子が分かってるんですね」私は感心した。

「そうそう、今回の島田さんの質問にお答えしなくてはいけないですね」

「はい、私の関節リウマチが息子に遺伝するのかどうかを心配しています」

「関節リウマチの発症に遺伝的な要因が関わっていることは間違いないことです。ただ、親が関節リウマチで、子供も関節リウマチになる率というのは報告によってまちまちです。その中のひとつ、少し以前の研究報告ではありますが、親が関節リウマチだった場合に、その子供が関節リウマチになる率は十倍に増えるという報告で考えてみましょう」

「十倍にも増えるんですか？」私は驚いて聞き返した。

「はい、そういう報告もあるんです。確かに十倍と聞くと多いと感じますよね。関節リウマチの発症頻度は人口の〇・六パーセントなので、その十倍であれば六パーセントということになります。島田さんの息子さんが関節リウマチになる確率は百分の六、言いかえると十七分の一だと言えます。他の報告を見ても、親から子供に関節リウマチが遺伝する割合は十パーセント以下だとされています。この数字を聞いて島田さんはどう感じますか？」

「想像していたよりは少ないですね。五十パーセントくらいあるのかと思ってました」

「そう感じていただけると、よかったです」

私は、少し安心することができて、質問してよかったと思った。

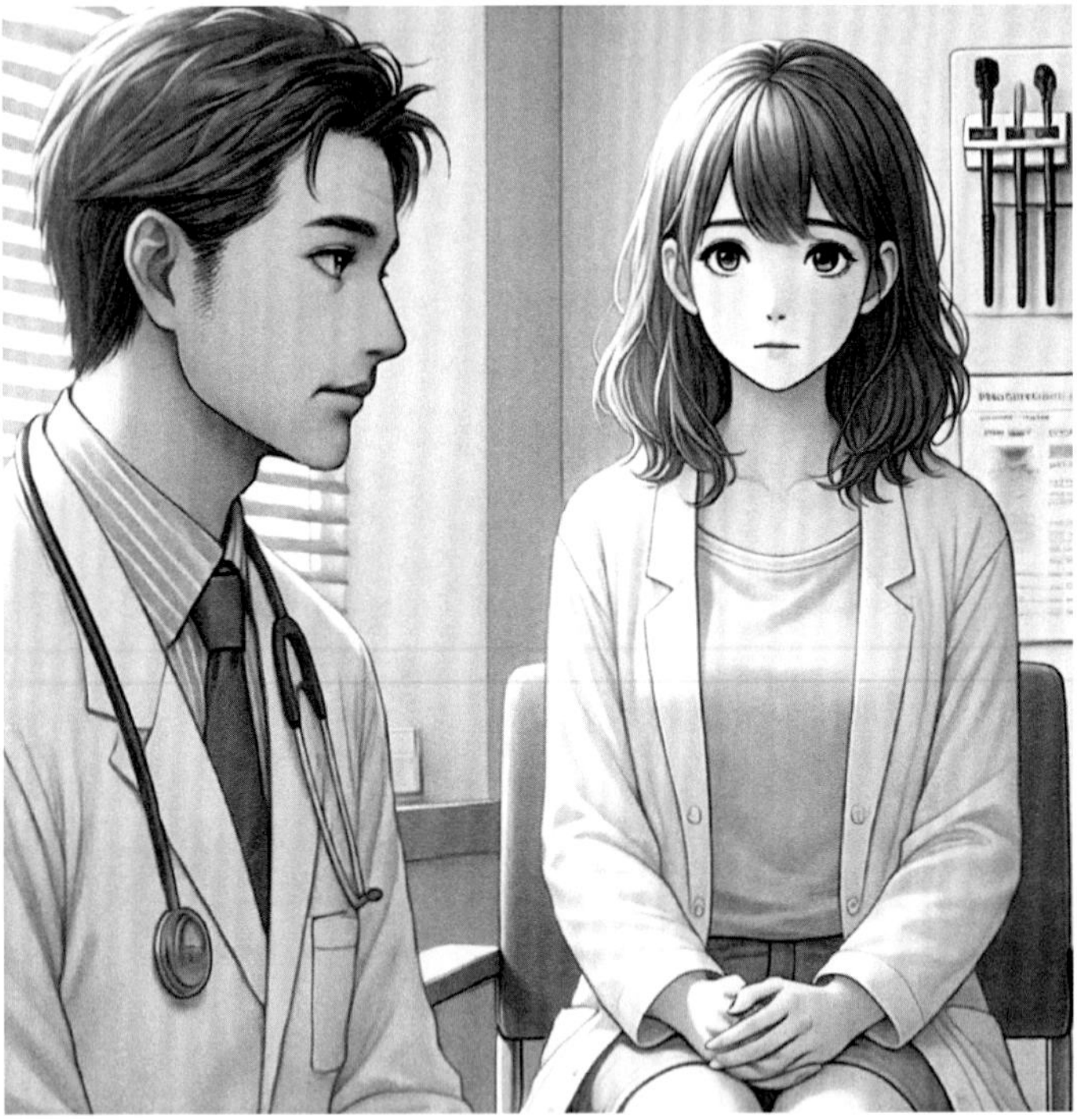

第七章　生物学的製剤の適応となる

リウマチ治療薬のメトトレキサートは一定期間ごとに一錠（二ミリグラム）ずつ増量され、現在一週間に六錠（十二ミリグラム）にまで増量された。外来通院は二週間ごとに行われており、薬による治療とリハビリが続けられてきた。

「島田さん、前回に薬を一週間に六錠に増やしましたが、関節の痛みはどうですか？」

診察室で谷医師が尋ねてきた。私は、自分の手を眺めながら、

「そうですね。一週間に五錠に増やした頃は、増やした分、効果が上がってる感じがありましたが、六錠に増やしてもあまり変わらない気がします」

「確かに、関節炎の活動性の指標であるＤＡＳ28‐ＣＲＰ（注20）の数字も、この頃横ばい状態で、中疾患活動性の状態で止まっています。もちろん、高疾患活動性だった治療前と比べるとよくなってはいますけどね」

「はい、もちろんよくなってはいます。薬を飲む前の頃は、洗濯物を干すのもつらかったですから」

谷医師は、電子カルテの画面から離れて、私の方を向いた。

「そろそろ、生物学的製剤（注21）を試してみようと思います。生物学的製剤という言葉を聞いたことはありますか？」

「ええ、ネットを見てると生物学的製剤という名前がよく出てくるのですが、どういう薬なのでしょうか？」

谷医師は「今、服用しているメトトレキサートでは効果が不十分な場合に、次の選択肢は、生物学的製剤あるいはＪＡＫ阻害薬（注22）の併用ということになります」と前置きした後、今の私に生物学的製剤が必要な理由と谷医師が私に対して考えている候補の薬について簡単に説明してくれた。そして、

「これから、薬剤師の福井先生から、投与方法や副作用、薬剤費も含めた詳しい説明をしてもらいますが、今日、お時間は大丈夫ですか？」

「はい大丈夫です、大切なことなので聞いて帰ります。よろしくお願いします」

診察室を出た私は、前回のように薬剤部の面談室に案内された。

座って待っている私の前に、笑顔の福井さんがやってきて椅子に座った。

「こんにちは。生物学的製剤を始めることになったんですね！」

「何か自分で注射をするって聞きましたけど、私にできるかしら」

「間違いなくできますよ！　最初はみんな不安で、そのように言いますけど、最終的には皆さん、自分で注射できるようになってます」

「そんなものでしょうか」

谷医師も同じようなことを言っていたが、何度言われても不安な気持ちは残った。

「うちの病院の看護師は皆さん優秀ですから、自己注射指導も任せておけば大丈夫ですよ」

私の不安な気持ちを打ち消すように福井さんは力強く話した。

そして、自己注射はお腹の皮膚に、毎回場所を変えながら打つこと、最近の自己注射用の注射器は、外から針が見えない仕組みなので、注射を打っている感覚がほとんどなくて怖くないようになっているという説明を受けた。

「なるほど、針が見えないのなら怖いと思わないかもしれないですね。生物学的製剤にはどんな副作用がありますか？」

「一番気をつけなければならないのは、感染症にかかりやすくなるということです。島田さんはまだお若いので、感染症のリスクは低いと思いますが、肺炎などにかかるリスクが高まることは知っておいてください」

「はい、覚えておきます」

「それとアレルギー反応です。注射を打った場所の皮膚に赤いかゆみを伴う発疹ができることがあります」

「注射を打ってすぐに出るんですか」

「そうですね。打ってすぐ、たとえば十五分以内に出る場合もありますし、少し遅れて数時間後、あるいは翌日になって出る場合もあるので、打ってしばらくは打った皮膚をよく観察しておいてくれたらいいと思います」

私は、福井さんからの注意事項をしっかりメモに取っておいた。

「生物学的製剤の注射は効いてくれるでしょうか？」と私が聞くと、福井さんは、

「新しく開発された薬ですからね。効くと信じて打つと効くらしいですよ！」と笑顔で答えてくれた。

「分かりました。効くと信じて打つようにします！」

そして、福井さんは、ふと思いついたように自分のスマホ画面を私に見せた。

「これは、東洋病院のホームページなんだけど、見たことありますか？」

「はい、外来予定表があるので、谷先生の予約日の確認や休診の情報をよく見てます」

「そうなんですね。よく開けてくれてるのなら、その『病院からのお知らせ』の中の『ブログ』もぜひ開けてみてください」

福井薬剤師のスマホ画面からブログを見せてもらうと、関節リウマチという病気について詳しく紹介したページがあった。そこには、私に関係したメトトレキサートや生物学的製剤の適応や注意事項が詳しく説明されていた。

「このコーナーでは関節リウマチの情報が満載なんですけど、ここは主に谷先生が書いているらしいです」と福井薬剤師がほほ笑みながら私をちらっと見た。

「じゃあ、担当患者の私がこのホームページを見ていないとなると、谷先生に叱られますね」と私は半分おどけて言った。

「それはないでしょうけど、今の島田さんにとって参考になる情報が満載だと思うので、ぜひ一度じっくり見ておいてください。何か困ったことがあったら、遠慮なくご相談ください」

「いろいろ教えていただいて、ありがとうございました。これからも、よろしくお願いします」

私は、いろいろと安心につながる情報をもらえたことで、不安な気持ちが少し治まった感じになって自家用車で病院を後にした。

帰りには、いつものスーパーマーケットに立ち寄って夕食の食材を買った。今日は颯太の好きなハンバーグにしよう、颯太がおいしそうに食べる顔を思い浮かべながら材料を買い物かごに入れていった。玉ねぎの袋を持ち上げてかごに入れる時には手首にズキッとする痛みがあり、少しの買い物だけどショッピング・カートを使って正解だったと思った。

第八章　自己注射導入の苦労

十月に入り、早朝は涼しい風が心地よい季節になった。今日の東洋病院の診察の予約は九時なので、颯太を小学校に送り出した後、八時十分に自家用車で自宅を出た。川の土手を走っていると、道路脇のところどころに咲いているさまざまな色のコスモスが目を癒してくれる。土手の下の川沿いの畑に目をやると、彼岸花だろう、鮮やかな赤い花の集団が目に入ってくる。

土手から坂道を降りるとすぐに東洋病院の駐車場がある。今日は家を出る前から、緊張した気持ちが続いている。今日から、リウマチの治療として生物学的製剤が開始されるのだ。これまでのような飲み薬ではなく、初めての注射薬。しかも自分で自分に打つ、自己注射を練習していくとのこと。

そもそも私は注射や採血検査が苦手なのだ。インフルエンザのワクチン接種でも、採血検査でも、針が刺さるのを見ているのが怖いので、ずっと目を背けている。そんな私に自己注射なんかできるだろうか？

九時になると谷医師の診察室に呼ばれ、いつものような診察が行われた。

「やはり、痛い関節や腫れている関節が残っていますね。今日から始まる生物学的製剤がよく効いてくれたらいいですね。では、処置室の方に移動してもらいましょう」

私は、診察室から隣の処置室に移動した。そこには、手越看護師が待ってくれていた。

私が手越看護師に向かい合って椅子に座ると、

「今日から生物学的製剤の自己注射のお手伝いをさせていただきますね」と手越看護師が声をかけてきた。

私は、反射的に目を伏せてしまい、緊張して両手をぐっと握りしめた。

「自分で注射するなんてやったことないので、正直めちゃくちゃ怖いです」自分でも声が震えているのが分かった。

「大丈夫ですよ。一緒に練習しましょうね」

私が不安そうに頷くのを確認しつつ、手越看護師はテーブルに置いたペン型の注射器を手に取った。

「まず、冷蔵庫から取り出したら、すぐに打たずに三十分ほど置いて常温に戻してください。冷たいまま打つと注射の痛みを強く感じてしまうことがあるんです」

私は、一言も聞き逃すまいと、説明に聞き入った。

「次に、注射を打つ場所ですけど、お腹か太ももが一般的ですが、どちらがよさそうですか？」

「えーと、どちらが痛くないでしょうか？」

「個人差がありますけど、お腹の方が脂肪の多い分、痛みが少ないと感じる人が多いようです」

「じゃあ、お腹にします」と私が即答したことに、手越看護師が少し微笑んだ。

私は上着の服の裾を持ち上げ、左手で恐る恐るお腹のおへその横当たりの皮膚をつまんだ。

「いい感じですよ。そのままリラックスしていて下さいね」と言いながら、手越看護師は注射器を私の右手に手渡した。

私は、渡された注射器を持ったまま、呼吸を整えながら、手越看護師の顔に目を向けた。

「やっぱり、怖いです……でも、やるしかないですね」

「急ぐ必要はありませんよ、自分のペースで進めてください」

少し、時間をおいた後、私は意を決して注射器のボタンを押した。

すると、注射器からカチッという音がして、薬が入っていった。

「あれ？　思ったより痛くない！」

私は、ホッとした。

「よかったです！　抜いた後、針がちゃんと引っ込んでいることを確認してくださいね。問題なければ注射器はこのケースに捨てます」

そして、手越看護師は、「これで、もう一人でも大丈夫ですね」と言ってくれた。

私は大きな達成感を感じながら
「手越さんのおかげで、今日は何とか……でも、また、分からなくなったら相談させてくださいね」

「もちろんですよ。いつでも聞いてください」

初めての自己注射に無駄な力が入っていたのだろう。帰りの車の運転では、いつもは感じない両肩と首の疲労感があった。

第九章　劇的な改善に喜ぶ

東洋病院で生物学的製剤の皮下注射を始めて三週間ほど過ぎた日のある朝のこと、私はベッドから起き上がる時に、これまで痛かった節々の関節がほとんど痛くなくなっていることに気づいた。

ベッドの隣で寝ている夫に、

「あなた！　あなた！　すごいのよ。全然痛くなくなってるわ。手も手首も膝も、どこもかも」

「ほんとか！　まだ、注射は二回しか打っていないんじゃないのかい？」

「こんなに調子のいい朝が迎えられるなんて何カ月ぶりかしら」

大きな声で騒いでいる私たちに驚いて、颯太も部屋に入ってきて、私がよくなっていることを自分のことのように喜んだ。

「ママ、それだけ良くなったら、また、テニスもできるね」

「ほんとね、しばらく休んでたけど、来月から始めようかしら」

「冬休みには旅行に行けるんじゃないか」と夫も気が早い。

「僕も行きたーい！」

その後、義母の部屋にも行って良くなってきたことを報告すると、自分のことのように喜んでくれた。


一週間後は東洋病院の外来日だった。

外来の受付に着くと、いつもの笠松事務員が話しかけてくれた。

「おはようございます。島田さん、なんか今日うれしそうに見えますけど？」

「やっぱり分かります？」

「そりゃあ、分かりますよ。だって今にも笑顔であふれそうなお顔ですもの」

「実はね」

私は、喜びを抑えきれず、一週間前から関節の痛みや腫れが劇的に良くなってきたこと、それまで痛くてできなかったことや辛かったことが簡単にできるようになったことを、一気に伝えた。

「それはうれしいわねえ！」と笠松さんは自分のことのように喜んでくれた。

笠松さんから診察番号札を渡され、しばらく待っていると私の番号が呼ばれた。

診察室にはいつもの谷医師が待ってくれていた。

私が入ると、

「調子はどうですか？」と聞いてくれたので、私は二回目の注射を打って一週間後ぐらいから関節の痛みが急速におさまっていったことを報告した。

「それはよかったです。確かに手指や手首の腫れも明らかに軽くなってますね。生物学的製剤の効果が見られ始めたことはいいことです。ただ、調子がよくなったということで油断しないようにしてくださいね。では、これからリハビリと生物学的製剤の自己注射の指導ですね。頑張ってください」

谷医師の診察が終わるとリハビリ室に向かった。歩きながら、最後に言われた谷医師の言葉が気になった。

「調子がよくなったことで油断しないようにしてください」というのはどういう意味だろう。何に油断してはいけないということだろう？

リハビリ室では常澤さんが待ってくれていた。

「島田さん、リウマチの調子がよくなっているそうですね。生物学的製剤の注射の効果が出てきたのですよね」

私は今日、病院に着いてから、痛みが軽くなった喜びを、顔見知りの職員みんなに報告しているので、すでにその情報は常澤さんにも伝わっているようだった。

「今日は、膝の関節可動域を広げていくリハビリをやっていきますね」

「はい、よろしくお願いします」

私は、しばらくリハビリを受けた後、ずっと気になっていた谷先生の言葉の意味を常澤療法士に聞いてみた。

「調子がよくなっているのに何か油断してはいけないことがあるのでしょうか？」

常澤さんは、リハビリを続けながら少し考えた後、笑顔を私に向けた。

「谷先生のおっしゃった意味はこういうことだと思いますよ」

常澤さんは、リハビリをする自分の手を私の右膝から左膝に移し変えた後、マッサージをしながら話を続けた。

「今回の生物学的製剤の注射でよくなったのは関節の痛みと腫れなんです。しかも、その効果は劇的です」

「そうです、急に痛みと腫れが取れたので驚きました」

「でも、しばらく関節が腫れて痛かったために、島田さんの関節の周りの筋力が低下して、さらに関節可動域といって関節を動かせる範囲が狭くなったままの状態なんです」

「分かります。今日はその狭くなった関節可動域を元に戻すリハビリをやってくれてるんですよね」

「そうですよ。生物学的製剤は直接筋力と関節可動域には効きませんし、その回復にはまだまだ時間がかかります。そういう状況で、もし、例えば膝の周囲の筋力が落ちていて、膝の関節可動域も狭い状態のままで、関節の腫れと痛みが突然なくなったらどうなると思いますか？」

「膝の関節は痛くなくなったので普通に歩けそうだけど、筋力が落ちたままだし、関節の曲げ伸ばしもうまくできないので、危ないですよね」

「そう、転倒するリスクが高くなるでしょう。谷先生は、痛みが取れたからといって、元のように普通に歩こうとしては危ないですよ、転倒したり、階段から落ちたりしますよ、と戒めてくれたのではないかと思います」

「なるほど、谷先生は私のおっちょこちょいで、あわてんぼうの性格をよく知ってらっしゃるということもよく分かりました」

二人は、顔を見合わせて笑った。

今日の最後は、手越看護師にお願いする生物学的製剤の自己注射指導だ。外来の処置室に入ると、手越看護師が自己注射指導の準備をしてくれていた。

「生物学的製剤の注射がよく効いているようですね。今日が三回目なので、これから、もっと効いてくれたらいいですね」とすでに私の情報を知っている手越さんが話しかけてくれる。

「じゃあ、今日は三回目の注射なので、自己注射のキットを開けて、注射を打つところまで島田さんひとりでやってみましょう」

手越さんがそう言ってくれたので、今日は自己注射の手技のすべてを自分ひとりでやってみた。

手越さんからは「もうおひとりで注射を打てると思います」とお墨付きをもらった。その次からは自己注射が自宅でできるということになり、ひとつの壁を乗り越えることができて、気持ちよく病院を後にした。

第十章　友人からの健康食品の勧め

今日は、週に一回のテニスクラブの日。生物学的製剤の治療が始まって関節の痛みが和らいだことで、しばらく休んでいたクラブを再開した。しばらく振りに会ったテニス仲間たちは喜んでくれたが、休んでいた理由はうまくごまかしておいた。ただ、テニス仲間で古くから親友の佑子にだけは病気のことを話した。

テニスを終えて、いつものように佑子と二人でショッピングモールに買い物に行き、喫茶室でコーヒーを飲んだ。

「詩織がリウマチになるなんてねえ」

隣のテーブルの客を気にしながら、佑子は小さな声で話しかけた。

「医者からリウマチって言われたときは、私も驚いたわよ。でも、最近はいい薬があって、私も先生に勧められた注射をしたら二回打っただけですごくよくなってきたの」

「もしかして、自分で打つ注射なの？」

「そうなのよ。最初は私も怖かったけど、もう慣れたわ」

注射が始まって十週を過ぎたこの頃になると、自己注射にも慣れて、ストレスなく自宅で自分で打てていた。

「でも、リウマチの薬って高いんでしょう？」

「そうなのよ、でも治す薬じゃないから高くても止めることはできなくて、当分続けなくちゃいけないらしいの」

詩織はカフェラテをゆっくり飲みながら答えた。

この喫茶室は、至る所に季節の花々が飾られているところが好きだ。今は色とりどりの薔薇とシクラメンが飾られている。飲み物のオーダーが座ったテーブルからできるシステムも気に入っている。店内に入ると、まずはテーブルに座って、スマホから飲み物のオーダーができるのだ。混雑している列に並ばなくていいから助かる。

私とのリウマチについての会話の中で、佑子は何か思いついたみたいに言った。

「そう言えば、私の夫の姉もリウマチで、もうリウマチと診断されて五年くらいになるんだけどね、健康食品を続けていて調子いいって言ってたわよ。リウマチの薬って怖い副作用もあるんでしょう？　健康食品なら安全だと思うし、試してみてもいいんじゃないの？今度、その健康食品の名前を聞いておいてあげるわ。ネットで簡単に手に入るらしいわよ」

関節リウマチになってから、いろんな知り合いからいろんなアドバイスを受けるようになった。

第十章　友人からの健康食品の勧め

昨夜も夕食の後片付けをしている私のそばに義母が近寄ってきて話しかけてきた。

「リウマチの薬って、よく効くらしいけど、値段が高いんでしょう。東洋病院はもともと漢方治療の病院なんでしょう。漢方なら安くて、副作用もないし、そちらの方がいろんな意味でいいんじゃない？」

義母は長らく、便秘や加齢による体のコリや不眠に対して、かかりつけ医から二種類の漢方薬をもらって調子がいいと、いつも話してくれる。


翌週の月曜日は東洋病院の診療日だった。谷医師の診察とリハビリを終えた私は外来の待合室に座って福井薬剤師を待っていた。まもなく、福井薬剤師が、小走りに少し息を切らしながらやってきた。

「こんにちは、島田さん。今日は何かお薬について相談があると聞きました」

福井薬剤師は私を薬剤部の相談室に案内してくれ、向かい合って座りながら、優しく尋ねてくれた。

「薬に関して気になることがあるんですね。遠慮しないで何でもおっしゃってくださいね」

少し、質問しにくい内容だと質問をためらっていた私だったが、その言葉に安心できた。

「福井さん、お忙しいところ、今日は時間をとってもらってすみません。実は、リウマチの診断を受けてから、知り合いに病気の話をする機会があって、その時にリウマチによく効く健康食品があると教えてもらったんです。でも、病院でもらう薬だけでも高いし、これ以上自分のためにお金をかける余裕はないんです。それと、同居している義母と話していると、この病院は漢方薬も出してくれる病院だから相談してみたらってことも言われて。漢方薬ってリウマチに効果あるんでしょうか？」

「島田さん、リウマチに効果があるなら、健康食品や漢方薬も試してみたいですよね。当院は名前の通り、東洋医学の専門病院なので漢方薬の希望があれば当院にいる東洋医学の専門医に処方してもらうことができます。漢方薬は、問診や舌・脈などで得られた情報から医師が個人個人のその時の症状に合わせた薬を選んでいきます」

「そうなると、谷先生以外に漢方薬の先生にもかからなくてはいけなくなるんですね」

福井薬剤師は微笑みながら、

「もちろん最初はそうなりますが、島田さんに適した漢方薬が決まると、谷先生にリウマチの薬と一緒に漢方薬も処方してもらうことは可能ですよ」

「それなら、そんなに大変じゃないですね」

私はほっとした。

「関節リウマチに話を戻しますと、島田さんが服用しているメトトレキサートを基本として、生物学的製剤などが治療の主流となりますが、西洋薬でとりきれない関節の症状に対して、漢方薬を飲まれて効果が出ている方もいらっしゃいます。また、リウマチの症状とは直接関係ないかもしれませんが、便秘や下痢をしやすいなど胃腸の調子が悪かったり、寝つきが悪かったりなどの気になる体調不良があれば、西洋薬だと何種類も薬が増えたりすることがあります。それに比べると、漢方薬にはその人の体全体を整えていく作用がありますので、同時に色々な症状を改善していくこともできます。だから、西洋薬よりもお薬代の自己負担が減ることもありえるんです」

私は懸命にメモを取った。

「また、当院では、生薬という漢方薬の元になる木の皮や根っこなどを刻んだものを調合している煎じ薬の処方もしています。煎じ薬は、一時間程度煮だされなければならないので少し負担かもしれませんが、個人に合わせて生薬を増やしたり、減らしたりできるオーダーメイドの処方ができるのでお勧めです」

福井薬剤師は、周りを見渡しながら、

「島田さん、このお部屋にいると、何か匂いませんか？」

「はい、これまでかいだことのない匂いがする、と思ってました」

「これが、漢方の元になる材料の匂いなんですよ。実際の物を見てみてください」

福井薬剤師は立ち上がると、壁に並んでるタンスの引き出しをいくつか開けて、その中を見せてくれた。

「初めて見ました！　私には、そんなに嫌な臭いじゃないし、とても興味があります。でも、煎じ薬は手間がかかって薬代が高くなってしまうんじゃないですか？」

「当院では、煎じ薬も保険調剤しているので、粉の漢方薬とほとんど費用の負担は変わりませんよ。煎じる手間が負担になる方には、煎じる機械もあってセットをするだけで簡単に煎じることができるんですよ」

「そうなんですね。漢方薬は、体全体を治すっていいですね。最近、寝つきが悪くて、仕事の疲れも取れにくいし、でも眠剤は飲みたくないと思っていたところだったんです。漢方の専門の先生に相談してみようかな」

「ぜひ、相談してみてください。何か、他に健康食品やドラックストアでお薬を購入されたりするときは、リウマチのお薬との飲み合わせが悪いものがありますので、服用前に相談してくださいね」

「わかりました。今日はありがとうございました」

私は、今日得た知識を友達の佑子や夫に早く伝えたいという気持ちで家路についた。

第十一章　もっと欲しい夫の協力

私が東洋病院でリウマチの治療を受け始めて四か月が過ぎた。今年は暖冬の予報らしいが、さすがに十一月も後半になると、朝の水はとても冷たく、お皿を洗うのにもぬるま湯を使うようになってきた。リウマチの治療が始まるまでは、手の指や膝と足首の関節が痛くて、洗い物や立ち仕事が辛かったが、治療が始まって、特に生物学的製剤が開始されてからは、長い時間家事をすることがそんなに苦にならなくなってきた。でも、無理をしたときは、後で無理をした関節に痛みがみられることもあった。

我が家では、私と夫が家事や子育てを分担するシステムを取り入れている。そのシステムは、私がリウマチになるまではうまく機能していたが、リウマチを発病して痛い関節を持つようになってからは、もう少し夫に思いやりの気持ちを持ってもらいたいと思うようになってきた。

「今日、お風呂を出る時に、お風呂の床の掃除をお願いね」

私は、今からお風呂に入ろうとする健介に声をかけた。

「えー？　昨日の夜も洗ったのは僕だよ。最後に入る詩織が今日は洗ったら？」と健介は嫌がるように言った。

「私も最後にお風呂を使ったらシャワーで流しておくわよ。お風呂の床をスポンジでこするのはやっておいてよ」

「僕は、今日は食器も洗ったしさ、疲れるよ」

「食器を洗うようにはいかないのよ。お風呂の床をこすった後は手首や膝が痛くなるの。リハビリの先生も。後で関節が痛くなる作業はやめておいた方がいいって言ってるし」

私は我慢できず、リハビリの先生の意見を口に出した。

「生物学的製剤みたいな高額な薬を使ってるのに、掃除もできないなんて使ってる意味がないよな」と言い残して夫は浴室に入った。

私は、夫の一言からリウマチ治療薬が高額であることを気にしている様子が感じ取れて何か悲しい気持ちになった。

ただ、浴室の床磨きはしっかりやってくれていた。

第十一章　もっと欲しい夫の協力

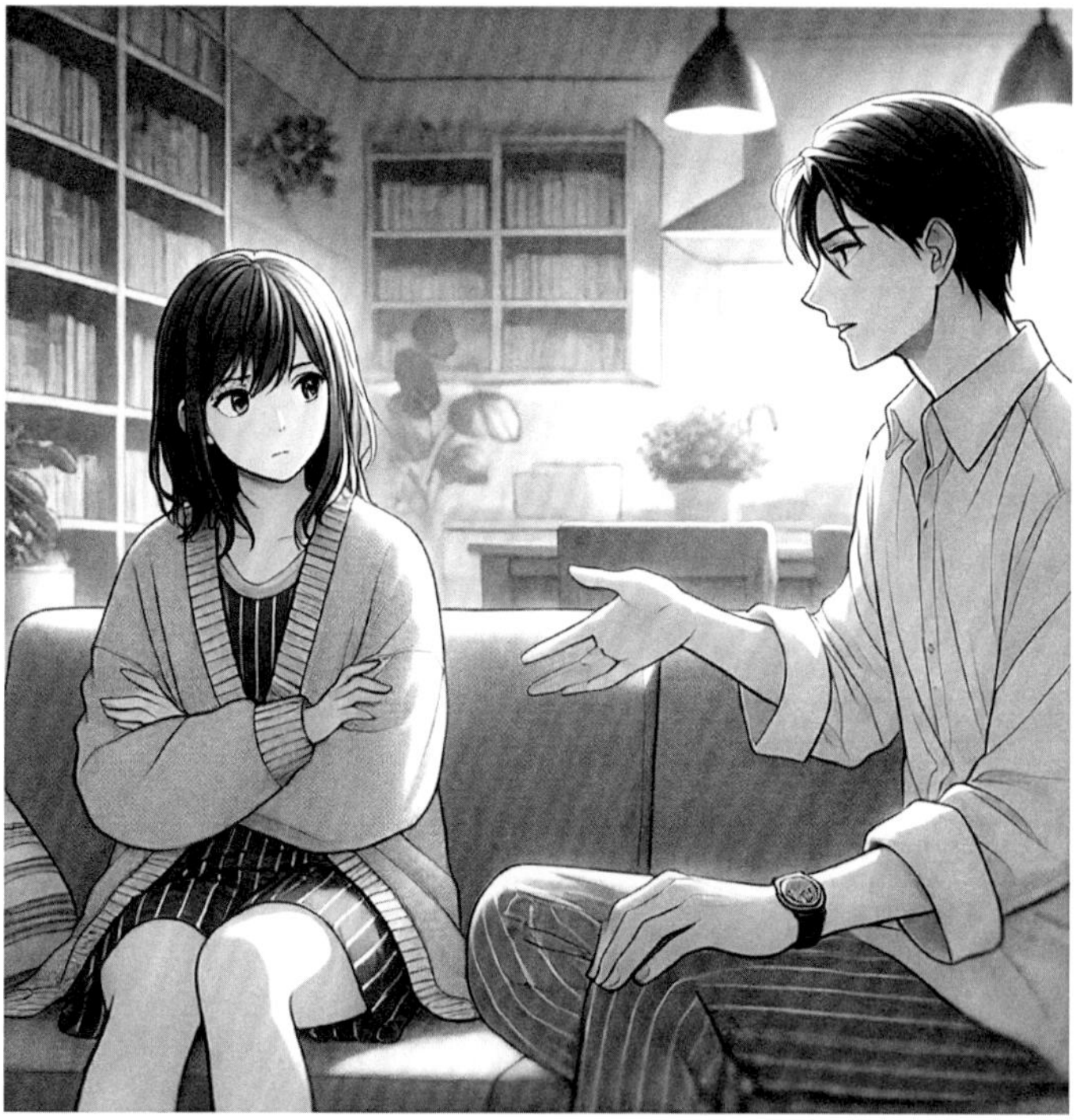

第十二章　高額医療への悩み

リウマチの治療薬、特に最近開始された生物学的製剤という注射薬が高額だということは実際に支払ってみてよく分かった。でも、関節症状に対しては劇的に効いていて、日常生活で関節の痛みを感じることは、無理をかけた時以外はほとんど無くなっている。最初は怖かった自己注射の手技も、外来看護師の手越さんの指導のおかげで、ストレスに感じるということもなくなった。

谷医師や薬剤師の福井さんの話では、この生物学的製剤はリウマチを治してくれる薬ではないらしい。注射を打った後、一定期間しか効果は続かなくて、その後はその効き目は切れてしまうとのこと。だから、効果が切れる前に一定間隔で打ち続けなければならないそうだ。したがって、効果を続けるためには、何年も、長ければ一生、この注射を打ち続ける必要があるという説明だった。

私は、高額なリウマチの治療薬の費用を、少しでも軽減できる医療保険制度や国の支援制度などがないのかどうかを聞いてみたいと思った。最初の受診の時に、受付事務の笠松

さんから、

「何か困ったことがあったら、いつでも相談してくださいね」という言葉をかけてもらっていたので、今日の診察の帰りに受付で聞いてみることにした。

帰りに、東洋病院の受付事務を覗いてみると、受付の事務員が、予約患者の受付や支払業務を忙しそうにこなしていた。何か話したそうに立っている私に気付いた受付の方が
「あ、島田さん、お支払いですか？」と尋ねた。

「あのー、事務の笠松さんにお聞きしたいことがあって……今日はおいでますか？」

「はい、いますよ、ちょっと呼んでくるので少しお待ちください」

「こんにちは。何かご相談ですか？」と裏の事務室から受付に出てきた笠松事務員が優しく声をかけてくれた。

「はい、実は、リウマチの治療を始めたばかりなんですが、薬代や検査費が思ったより高くて。これからずっと治療が必要だと考えると、不安になってきたんです」

私は、手元の診療明細を見つめながら、ため息をついた。

待合室の他の患者に聞こえないように小声で話す私に気づかった笠松さんは、私を事務室の奥に案内してくれた。

「少し狭いですけど、私の椅子の横で話しましょう」

「お気づかいありがとうございます」

「診療費の相談でしたね。よく分かります。リウマチの治療は長期にわたるので、医療費の負担が大きくなることがあるんですよね。でも、ご安心ください。『高額療養費制度』を利用すると、自己負担額を抑えられる可能性がありますよ」

「高額療養費制度ですか？」

私は初めて聞いた用語だったので、その言葉を繰り返した。

「はい。これは、一カ月に支払う医療費が一定額を超えた場合に、その超えた分が払い戻される制度です。自己負担額は、年齢や所得に応じて決まっています」

「そんな制度があるんですね。でも、申請とか難しくないですか？」

「いいえ、それほど難しくありませんよ。まず、加入している健康保険に『限度額適用認定証』を申請すれば、病院の窓口での支払いが軽減されます。これを事前に取得しておけば、高額な医療費を一時的に立て替える必要もなくなります」

「でも、私はもう今月分の医療費を支払ってしまったんですが……」

「その場合でも大丈夫です。診療を受けた月の翌月以降に健康保険へ申請すれば、払い戻しを受けられます。期限があるので、早めに手続きすることをおすすめします」

私は、診療費を安くできる方法があることが分かってうれしくなった。

「それなら、私でもできそうです。教えてくださってありがとうございます！」

「こちらこそ、お話を聞いてくださってありがとうございます。何か分からないことがあれば、いつでもご相談くださいね」

私は、相談してよかったと思った。笠松さんは、病院の玄関を出て駐車場に向かう私を、姿が見えなくなるまで手を振って見送ってくれた。

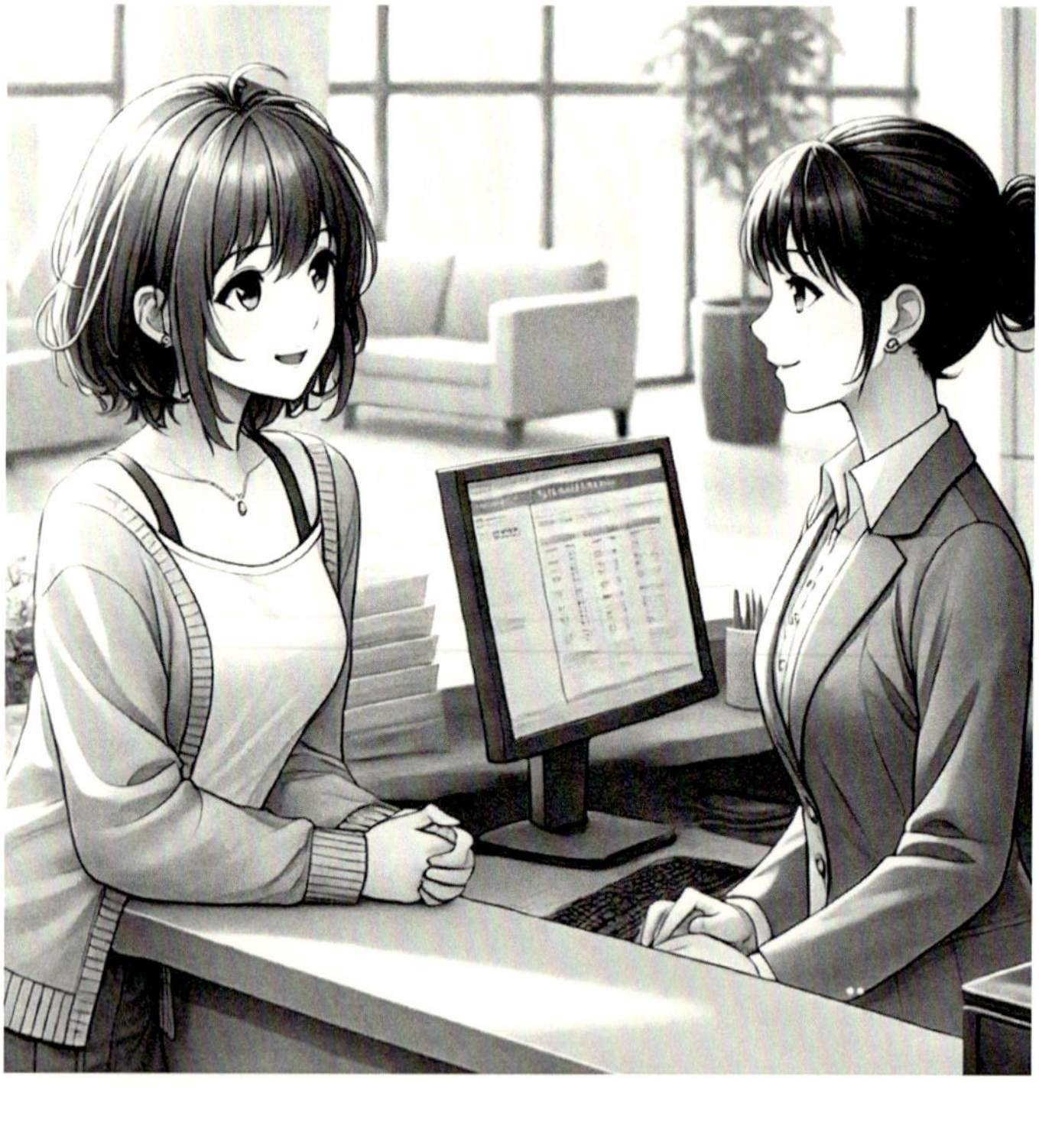

第十三章　副作用が発生！

東洋病院に通院を始めて、五カ月が過ぎた。メトトレキサートと生物学的製剤の注射によって関節リウマチの調子はとてもいい。仕事の方も最近は全く休まず働けている。そういったある日、職場のフラワーショップで、ふとスマホを見ると東洋病院からの着信が入っているのに気づいた。電話番号を登録している相手なので表示が出ていた。

「あら、何かしら？」私はすぐに東洋病院に電話をかけた。

「もしもし、東洋病院の笠松です。あ、島田詩織さんですね。主治医の谷先生からお話があるようなので、谷先生につなぎますね」

私は、谷医師からの急ぎの用件だということで少し緊張した。しばらく待つと、電話から谷医師の声が聞こえた。

「あ、島田詩織さんですね。実は、昨日診察後に取った採血結果で、肝臓の機能が少し悪くなっていたのでご連絡させていただきました」

「肝臓ですか、かなり悪いんでしょうか？」

「いえ、少しなので心配ないのですが、原因として服用しているメトトレキサートの副作用の可能性が高いので、こういう場合は、メトトレキサートを減量して経過をみることになります」

「今、一週間に六錠飲んでいる薬のことですね？」

「はい、それを四錠に減らしましょう」と、谷医師からメトトレキサートの服用量の減らし方の指示を受けた。

「よくわかりました。ご連絡ありがとうございました」と私は電話を切った。その後、次回の診察時に肝機能は正常化していることが確認でき、肝機能の悪化が薬の副作用で間違いないとされて、ひと安心となった。

今回の薬の副作用の一件は、とても勉強になった。半年近く続けている薬でも、長い期間何もなかったから心配ないということではないのだ。長らく問題なく飲めているのだからと安心しきっている自分がいた。それはメトトレキサートだけでなく、生物学的製剤にもあてはまることだろう。主治医の谷医師や福井薬剤師から教えてもらった薬の服用が開始された時の注意点をもう一度復習しておこう。どこかにしまっておいた薬の説明書ももう一度見直しておこう。

第十四章　リウマチ治療薬の注意点を学ぶ

リウマチの治療として、飲み薬のメトトレキサートに生物学的製剤という注射薬の併用が始まって半年が過ぎようとしていた。生物学的製剤は、二週間に一回の皮下注射なので、もう十二回以上の注射が終わったことになる。そして、最近起きた薬の副作用によって、薬のことを考える機会が増えてきた。薬に関する疑問や質問は、診察室で谷医師に聞くこともあったが、診察予約が多く入っている谷医師には今後の治療の大きな方向性などを伺うようにしていて、細かい薬剤のことについては薬剤師の福井先生に診察後に時間をとってもらうようにしていただいていた。

今日の質問としては、

質問①インフルエンザなどのワクチンを打ちたいのですが、リウマチの薬は休まなくていいですか？

質問②口の中にアフタみたいな潰瘍が時々できるのですが、放っておいていいですか？

質問③生物学的製剤を注射したお腹の皮膚が、打った翌日だけ五百円玉くらい赤くなるんですが、問題ないでしょうか。かゆみもなくて翌々日には消えてます。

福井薬剤師からは、

「質問①については、リウマチの薬は休まずに、生物学的製剤の注射を打つ日だけは避けてワクチンを打ってください。質問②と質問③については担当医の谷先生と相談してからお答えしますね」

とのお返事をいただいた。

そして、谷医師と相談を終えた福井さんから後日お返事をいただいた。

「質問②については、口腔内のアフタは服用しているメトトレキサートの副作用の可能性が高いです。今、服用しているメトトレキサートが少し効きすぎている可能性が考えられますので、現在の一週間に四錠から一錠だけ減らして、一週間に三錠で服用してもらいます。もし、減らしたことで関節症状が悪くなるようなことがあれば、その時は相談しましょう」

「それと質問③ですが、生物学的製剤の軽いアレルギー反応が出ているのだと思われるので注意が必要ですね。抗ヒスタミン剤というアレルギーを抑える飲み薬を注射の前の日と注射当日に飲んでもらうことで抑えれるかどうかを見てみましょう。抑えれなかったり広がるようであれば違う生物学的製剤への変更を考えることになります」

よく理解できたので私は、

「福井先生、親切にどうもありがとうございました」と病院を後にした。

後日、私は東洋病院を受診したときに、福井薬剤師と谷医師に次のように報告した。

「次回のインフルエンザワクチンの接種は教えていただいたように打つようにします。メトトレキサートを減量してから口内炎はみられなくなりました。注射部位のお腹の紅斑も抗ヒスタミン薬の予防投与のおかげでみられなくなり、注射を続けることができています。いろいろと、ありがとうございました」

第十五章　親の介護問題

私たちは、五年前、現在の一軒家に引っ越した。それまではアパート暮らしだったが、花好きの私でもあり、庭のある家に住みたいと結婚した頃から願っていた。そして、もうひとつの願いとして、これは夫婦二人の共通の願いでもあったが、それは平屋に住みたいというものだった。

平屋はひとつの階に家族みんなが住んでいるという一体感が魅力だった。それと、階段がないということで安全な生活環境が持てるということもあった。これは、夫の両親との同居の可能性も考えてのことだったが、私が関節リウマチという病気を発症したことで、私たちにとっても平屋住まいを選択してよかったということになってしまった。

もちろん、平屋にはデメリットもある。二階建ての部屋の広さを平屋に求めようとすると、それなりの土地の広さが必要だ。低金利の時代とはいえ、若い二人としては、住宅ローンの負担は少しでも減らしたかった。そこで、私たちは相談し、土地価格が少しでも安い場所を探すとともに、注文住宅はあきらめて、建売の新築物件をさがすことにした。二人

第十五章　親の介護問題

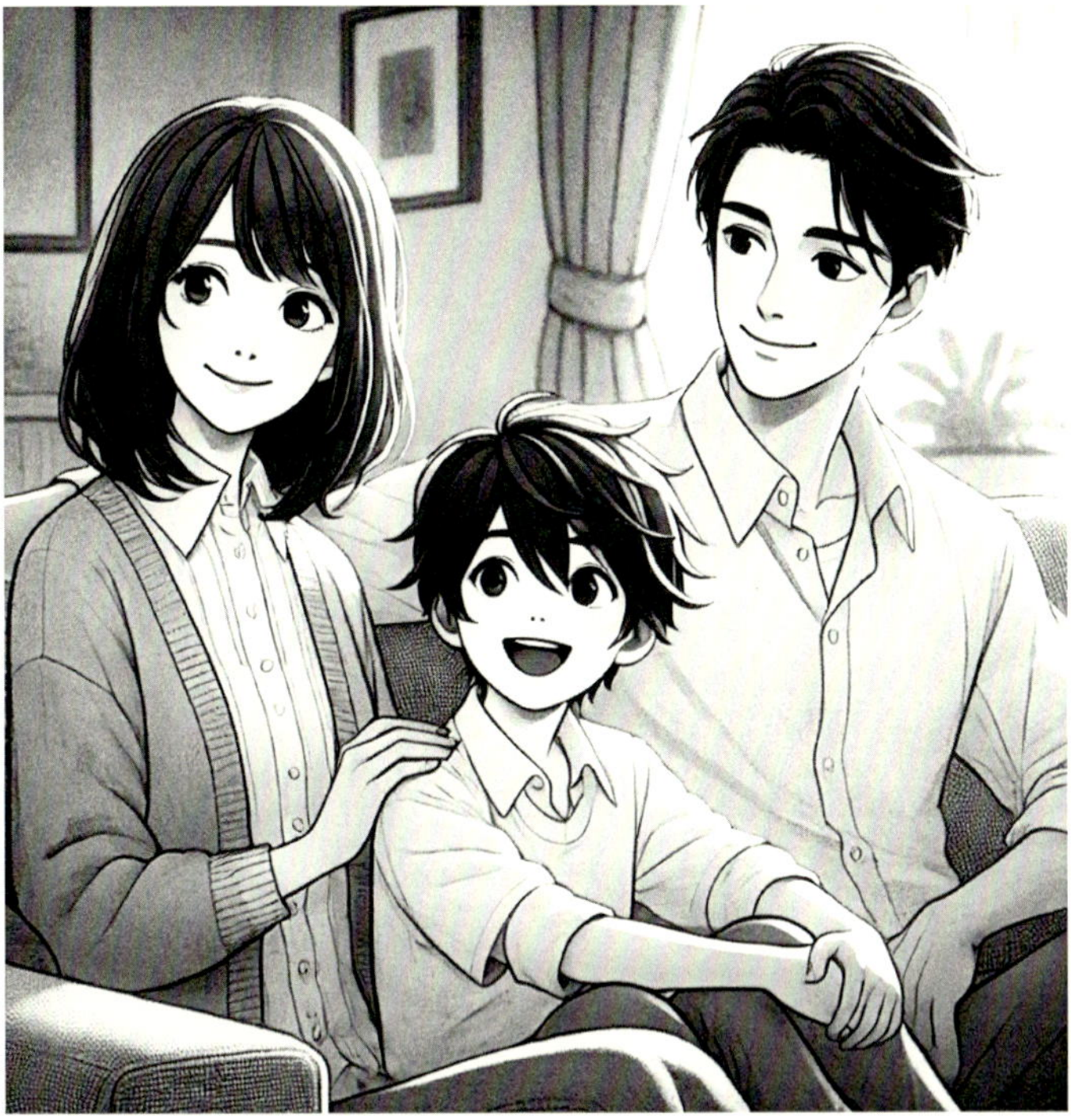

で一年くらい探しただろうか。希望の平屋の一軒家の物件をやっと見つけることができて、五年前に引っ越した。引っ越しにあたって、夫の両親から支援をいただいたことには大変感謝をしている。

それから二年ほど過ぎた頃、夫、健介の父が心筋梗塞で急死し、健介の母、正代は、一人暮らしとなった。健介は、年々体力が衰えていく母親のことを気遣っており、そのタイミングで、私たちの家で同居してもらうことになった。もちろん、その時は夫からは私にも相談があった。私は、義母にはこれまで大事にしてもらっていたし、一緒にいてもらえると、共稼ぎの私たちの子育てや家事のサポートもしていただけそうだということもあって、賛成した。

そういういきさつで三年ほど前から義母が私たちと同居を始めた。義母も元気であり、特に私が関節リウマチを発病してからは逆に私の方が助けられることが多かった。

ところが、私が関節リウマチを発病して数カ月過ぎた十二月の寒い朝、義母が突然脳梗塞で倒れた。救急車を呼んで総合病院に入院して、処置も早かったためか、幸いにも命は取りとめることができた。その後は、軽い運動障害と言語障害が残った母に対して、しっかりしたリハビリが必要ということで、入院した病院と連携している回復期リハビリテーション病棟という施設に移った。その施設でも頑張ってリハビリを続けており、そろそろ次の場所として自宅を含めた居住施設への移動を考えなければいけない時期になっているようだ。今日は、息子である夫が主治医から病状説明を受けてきた。

「それで、今日の話はどうだったの？」

夕食を終えて、風呂にお湯を入れ始めた私は、ソファーで新聞を読んでいる夫に尋ねた。

「ああ、母さんのリハビリは順調に進んでいて、歩行できる距離も長くなってきてるみたい」

「そうね、この間お見舞いに行った時も、ごはんも自分で食べれてたし、しゃべる内容も聞き取りやすくなっていたわ。うまくいってるなら、もうしばらく入院を続けさせてもらえないのかしら？」

私も夫の前のソファーに座った。

「それがそうもいかないらしいんだ」

夫は読んでいた新聞を置いて、悩ましそうな表情をみせた。

「主治医の先生がおっしゃるにはね、今入院している回復期リハビリ病棟っていうところは、リハビリをしっかりしてはくれるんだけど、入院の期間が決まっているみたいなんだ」

「入院期間に制限があるのね」

「そういうことだ」

隣の食卓のテーブルで宿題をしていた颯太が話に入ってきた。

「おばあちゃん、もうすぐおうちに帰ってこれるの？」

「主治医の先生も、自宅への退院は無理ではないが、共稼ぎのお二人での世話はむずかしいんじゃないか、とおっしゃってる」

夫は、颯太と私の両方を見ながら返事をした。

「詩織もリウマチになってるしなあ。薬が効き始めているとはいっても、この家で母さんの世話をするのは難しいだろう、仕事でいない時間もあるしな」

「施設に入るとしたら、次はどういう所になるのかしら？」

「そうだなあ。家族でよく相談して決めてくださいと言われたけど、介護の知識がないから考えようがないなあ」

その時、私の頭に、いつも東洋病院で顔を合わせると「島田さん、調子はどうですか？」と明るく声をかけてくれるＭＳＷの原さんの顔が浮かんだ。

「私が通っている東洋病院に、医療連携や介護のことを仕事にしている人がいるから、お母さんの今後のことについて聞いてみようかしら」

「それは助かる。馴染みのできた病院だから、東洋病院に母さんを受け入れてくれる施設があるかどうかも聞いてみてくれるかなあ」

「聞いてみるわね」

四日後、私は予約の診察とリハビリを終えた後、受付でＭＳＷの原さんを呼んでもらった。

受付ではいつもの笠松さんが対応してくれた。

「ＭＳＷの原は、いま対応している患者さんがいるそうで、十五分ほどお待ちください、とのことです」

私は会計を済ませて、待合室の椅子に座ってしばらく待った。

しばらくすると、原さんがいつもの笑顔でやってきた。

「大変お待たせいたしました」

私たちは、病院の面談室に移動した。向かい合わせに座って、まずは義母のこれまでの病気の経過を私が話した。

原さんは、「メモをとりながらお話をお伺いしてもよいですか?」と私の了解をもらいながらしっかり話を聞いてくれた。原さんがメモをとる手元をみると、「仁寿会共通相談受付シート」と書かれた紙が置かれてあった。私が話す内容と、原さんからの質問に答えた内容によって、十分間ほどでそのシートは原さんのボールペンの字でほとんど埋め尽くされた。

原さんは、ひと通り聞き終わると私に声をかけた。

「よくわかりました。それにしても、リウマチのご病気を抱えながら、お母様の介護の心配もしなければならなくなって、いろいろと不安も多いでしょうね」

私はその言葉を聞いて気持ちが和らいだ。

「自宅生活を希望される方もおいでますが、ご家族への負担が一番の課題になってきます。お義母様のこれからを考えていくには、通所やリハビリ、訪問看護や訪問介護、自宅改修といった介護保険制度をしっかり活用していくことが必要になってきます。無理に、自宅生活を目指すのではなく高齢者施設での介護を受けながらの安心安全な暮らしを考えることも大切だと思いますよ」

原さんは話を続けた。

「詩織さん、今日はご相談いただいてありがとうございます。お義母さまも、リハビリに取り組まれて、ずいぶん回復なさってるようで本当に良かったです。わたしも、お義母さまのこれからを一緒に考えさせていただきますね。東洋病院は、リウマチ専門施設でもありますが、いろんな高齢者の暮らしを支える施設や仕組みがある病院なんです」

「そうなんですね！　たしかに、ご高齢の患者さんやその家族さんと待合いでご一緒することも多かったように思います」

原さんは、私の大切なお時間をたくさんいただいてしまうのは申し訳ないから、と、東洋病院の敷地内にある施設を見学をしながら相談しましょう、と提案してくれた。時折、私自身の体調も気にかけてくれながら、効率よく、わかりやすい説明を続けてくれた。

原さんと過ごしたのは、面談室に通されてから施設見学をした三十分間ほどだったが、多くのことを教わった。


……まず、入所施設が三つあること。

サービス付き高齢者向け住宅「幸鈴園」…基本的には自立している高齢者がサービスを受けながら共同生活を行う施設。

短期入所生活介護施設「幸鈴園」…自宅介護が難しい一定期間、短期入所を行い生活介護を受ける施設。ショートステイと呼ばれる施設。

認知症対応型生活介護「千寿園」…認知症と診断され、専門的な介護を要する方に介護体制が強化された施設。グループホームと呼ばれる施設。

原さんが、「こんにちは～！」と入ると、どの施設に入居されてる人も笑顔で、「こんにちは～」とか、「久しぶり～元気～？」なんて、答えてくれる。温かくてアットホームな雰囲気が居心地よくて、緊張の糸がゆるむ。

義母は認知症ではないから、グループホーム（③）には入れないけど、正直この先どうなるかはわからない。ただ、退院して、そのままサービス付き高齢者向け住宅（①）に生活の場所が変わってしまうのはどうだろう。義母の気持ちを聞いてみないと。

帰ったら、まず健介と颯太に相談しよう。颯太が一年生になるタイミングで同居し始めた義母は、学校のことやサッカーのこと、私や健介が気づかない颯太の細やかな部分をフォローしてくれていた。

「おばあちゃん！　退院したら絶対試合見に来て！　その時は僕がゴール決めるから！」

そう言う健気な颯太の瞳と、それを聴く嬉しそうなお義母さんの瞳は、よく似ていると感じた。

家族っていいものだ、と改めて感じながら、入所施設の見学を終えた。

……そして「通所リハビリ」があること。

義母は回復期リハビリテーション病院で、介護保険の申請を初めて行った。認定調査も終え、一カ月前に【要介護１】の認定結果が下りている。この通所リハビリでのリハビリは、私が受けている外来での医療リハビリとはまた別で、義母のような要介護認定を受けていて、自宅生活を送る人を対象としているらしい。個別でのリハビリと集団で行うリハビリ、筋力維持や向上を目的としたマシン運動や、リラクゼーション目的でマッサージ機器も複数置かれていた。また、昼食の提供もあるし、希望があれば入浴もできる。

昼食は、とても鮮やかな見た目と栄養管理されたバリエーション豊かなメニュー、もちろん味も、好評とのことだった。

「見習いたいけど、家でここまではなかなかできませんよね」

と原さんがおどけた表情で言うので、私も「たしかに」と大きく頷いて、笑いあった。原さんも私と同年代。「家族の食事づくりに頭を悩ませることも多いですよね」なんて私の立場に共感してくれた。

脳梗塞後の義母にとって、リハビリが続けられるのはメリットが大きい。

自宅に退院しても、日中をリハビリ施設で過ごせるなら、お昼ご飯の心配をすることもないし、今の私でもサポートを続けられるかもしれない。

……さらに「居宅介護支援事業所」があること。

居宅介護支援事業所と聞いて最初はピンと来なかったけど、要するにケアマネージャーさんが働く拠点としての施設があるということ。義母は、現在入院中で、介護保険の認定結果は出たものの、担当ケアマネージャーはまだいない。それもそのはず、義母の入院している病院からは、来週に退院後の話し合いが行われる、と言われている。きっとその話し合いの中で、ケアマネージャーをどこの誰にするか、その話題が出るのだろう。

原さんは、東洋病院の併設でケアマネジャーをつけることができることを教えてくれた。これももちろん、義母や健介との相談にはなるけれど、これからのことを考えると、次々に出てくるであろう困り事がスムーズに解決に向かっていくためには、近道のような気がしていた。

今日の約三十分間。MSWの原さんからはこれからに役立つ多くの情報をいただけたし、いろんな相談もさせてもらえた。

「親の介護問題」

誰もが避けては通れない問題だけど、支えてくれる人が、たくさん、いるのだ。

関節リウマチの私に、東洋病院のリウマチスタッフがいるように、義母にも、義母を支える温かくて細やかなサポートスタッフがこれから編まれていくに違いない。自分ひとりで思い悩まず、相談に来て良かった。と、その日は、スッキリした気持ちで、家路につくことができた。

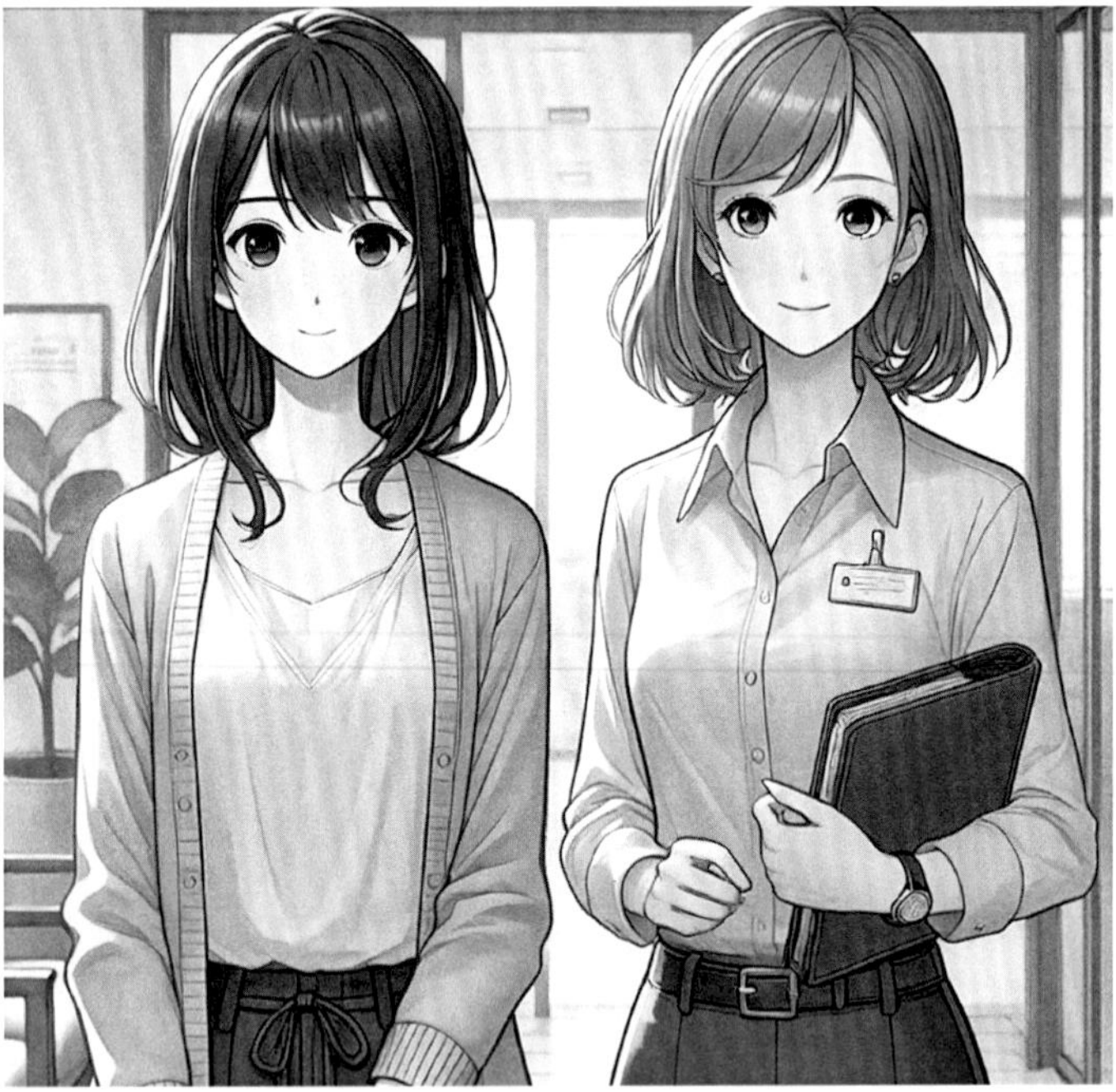

第十六章　妊娠を希望します

我が家の一人息子、颯太も小学四年生に進級し、年齢も十歳になった。勉強もそこそこ頑張っていて、週末はサッカークラブで元気いっぱいのプレーをしている。見ていても本当に楽しそうだ。小学四年生にもなると、自分でできることも増えてきて、手間がかかることが少なくなってきた。むしろ、母親である私の病気のことを心配してくれていて、家の家事なども、夫以上に手伝ってくれており、頼りになることも多くなってきた。

そういったこの頃、夫とよく話題になるのが、二人目の子供についてである。やはり、一人っ子よりは颯太には兄弟がいた方がいいと思う。夫は、どうも次は女の子を望んでいるようだ。男の子の颯太ができたときは、それはそれで大喜びをして、小学校に入学するとすぐに自分がやっていたサッカーをやらせたりした。でも、次は女の子の父親になってみたいようだ。

私も、今度はかわいい女の子がほしいと思っている。でも私も三十七歳。正常に妊娠して無事に健康な子供が生まれてくれれば、その以上の望みはないのが正直なところなのだ。

そういう相談をしていた時期に、私が思いもかけず関節リウマチの診断を受けてしまった。

しばらく離れていた妊娠の話題を、颯太が寝静まった後、ソファーで向かい合った夫に詩織が持ちかけた。

「リウマチの診断を受けて、治療が始まるときに、谷先生から妊娠についての話があったのよ」

「ああ、その頃、詩織もその話をしてたよなあ」

「そうなの。今使っている、メトトレキサートと生物学的製剤は、どちらも妊娠にはよくないとされているんだって」

「どういう風によくないんだったっけ？」

「催奇形性って言ってたと思うけど、奇形児が生まれるリスクが高まるかもしれない、ということだったと思うわ」

「じゃあ、リウマチの治療をしている以上、妊娠は難しいってことだね」

と夫は天井を仰いだ。

「そう。でも、谷先生は妊娠に安全な薬もあるので、妊娠を希望する時は相談しましょう、と言ってたわ。とにかく計画妊娠が大切だって」

夫は、飲んでいたビールの缶を口に運びながら、

「大丈夫なんかなあ？　もう一度よく相談してみたらどう？」

「そうね、そうしてみるわ。あなたもどう？　大切な話なので一緒に聞く？」

詩織は夫の表情を見ながら尋ねた。

「いや、僕はいいよ。仕事もそんなに休めないし、後で教えてくれたらいい」

と残ったビールを飲みほした。


次回の診察の前に東洋病院に事前採血に出かけて行った。東洋病院での採血検査は外注業者委託のため、その結果は診察時間内には出ない。そこで、事前採血といって診察日の二、三日前に採血をしておいて、診察当日に結果の説明を聞けるというシステムを取っている。

その日の採血担当看護師は、いつもの手越さんだった。

ちょうどよかったと思った私は、採血の時に手越さんに妊娠を希望している話を切り出した。

「手越さん、リウマチって女性に多い病気なんですよね」

「そうですよ、男性の三、四倍多いって聞きますね」

「そうしたら、その患者さんが妊娠を希望したときにどうなりますか？」

採血針から血液が採血管に入っていくのを確認しながら手越さんは、

「それは先生との相談が必要だけど、リウマチの治療を受けながら、妊娠して、正常に出産してる人はたくさんみてきましたよ」

「そうなんですね」

「妊娠を考えるなら、リウマチの調子がいいことと、どういう薬を使っているかが大切だと思います。でも、妊娠の件に関しては、谷先生と直接相談した方がいいと思うので、三日後の診察の時に、谷先生と相談してみたらどうでしょう」


次の診察日がやってきた。谷医師の診察室に入ると、事前に手越看護師から話を聞いていたのだろう。谷医師の方から妊娠希望の話が切り出された。

「そうなんです。そろそろ、もう一人欲しいねと、主人とも話してるんです」

「それは可能だと思います。関節リウマチの治療を受けながら、妊娠して無事出産された方は大勢おいでますから」

「でも、私が今使っている薬は妊娠によくないという話でしたよね？」

「そうです。治療を始める時にお話ししたと思いますが、胎児に催奇形性が否定できない薬は投与を避けておくことになっています」

谷医師は、電子カルテのパソコン画面を使って、今投与されている薬の一覧を詩織に見

せながら、

「妊娠希望の時点で、このメトトレキサートは中止することになります」

「リウマチの基本的な薬を止めなくちゃいけないんですね」

「はい。そして、問題は生物学的製剤ですが、今、使ってる注射薬は妊娠に対する安全性が証明されていないので、残念ながら止めなくてはなりません」

「そうなんですか！」

私は困惑した気持ちを隠すことはできなかった。

「でも、他の生物学的製剤で妊娠へのリスクが低いとされている薬があります。そちらに切り替えれば妊娠可能です。ところで、妊娠すると、それだけで関節リウマチの活動性が下がるということは聞いたことありますか？」

「ネット情報か何かで読んだことがあります」

「どんな薬でも百パーセント安全とは言えないので、その安全性の高い薬も、妊娠して活動性が落ち着いていたら妊娠中は休んでおくことをお勧めします」

谷医師からの情報を家に持ち帰って、妊娠について夫と相談し、さっそく妊活に取り組むことになった。谷医師の指示に従い、まずは、メトトレキサートを中止し、生物学製剤を現在の薬剤から妊娠へのリスクの少ない薬剤に変更した。自己注射のやり方が多少異なっていたがすぐに慣れることができた。薬は中止した後も、しばらく体にその影響が残っているということで、中止してから三カ月が過ぎた時点で妊活の許可が下りることになった。

第十七章　台風襲来、どうしよう

東洋病院に通い始めて九カ月が過ぎた頃、その日は土曜日で仕事も休みだったので、部屋の片づけをして昼食を食べた後は、ソファーでゆっくりテレビを見ていた。隣では、息子の颯太が座って漫画を読んでいる。

テレビのニュースを観ていた私は、

「台風二号がこちらに向かっているみたいよ。大きな台風で直撃みたいだから大変そう」

と颯太に話しかけた。

「明日のサッカーの試合はできるかなあ?」

颯太も心配そうにテレビに目をやった。

「日曜日と月曜日あたりに直撃するみたいだから難しいんじゃないかしら」

それを聞いた颯太がしょんぼりしているのが伝わってくる。

サッカーの試合も心配だけど、明後日の月曜日は東洋病院の外来受診日なのだ。もし、受診できなくなったら飲み薬や注射薬をどうしたらいいのだろう。こういうふうに急に受診できなくなることも考えると、一週間くらい余分に薬を持っていたらよかったのかなあ、なんて思ったりする。

今日は土曜日なので、東洋病院は普通に診療をしているはず。電話で聞いてみようと電話をかけると、

「はい、東洋病院事務の笠松です」と、いつもの笠松さんの声が受けてくれた。

「私、いつもお世話になっている島田詩織です」

「あ、こんにちは。お変わりないですか？」

「はい、病気の調子は悪くないのですけど、強い台風が来ているのが心配で」

「あ、そうでしたね。島田さんのご予約は明後日の月曜日なんですね。台風で来れないかもしれませんね」

「それが心配で電話させていただきました。月曜日の注射薬も手元にないので」

それを聞いて、笠松さんは、「自分だけでは決められないので医師、看護師と相談してきます。少し待って下さいね」と電話口を離れた。

しばらくすると戻ってきた笠松さんは、

「お待たせしました。ちょうど谷先生と手越さんがいて、相談できました。台風が来ても病院や薬局が休みになることはないのですが、島田さんが来れなくて飲み薬や注射薬が切

れてしまうのは困りますよね。そこで、どうでしょう、もし今日、病院に診察に来てもらえるなら一週間分の薬と明後日の分の注射薬をお渡ししてきますがどうですか？」

と笠松さんが言ってくれた。

ということで、私はすぐに東洋病院に出かけて行き、薬を受け取ることができた。こういう自然災害などの不測の事態のために一週間程度の予備の薬を手持ちに持っておくことの相談もすることができた。

第十八章　リウマちーむの存在と役割

私が通っている東洋病院は、日本リウマチ学会の認定を受けた日本リウマチ学会教育認定施設であり、その証明証が外来待合室に貼られてある。この認定を受けるためには日本リウマチ学会の認定を受けたリウマチ専門医が複数勤務している必要があるという。この病院ではリウマチ専門医四名がリウマチ診療にあたっており、私の担当医の谷医師はその中の一人だ。

リウマチ専門医の資格を得るためには、リウマチ患者の診療実績があること、学会活動に参加していること、さらに専門医試験に合格しておく必要があるとのことなので、関節リウマチという病気を診てもらうという点では信頼できる医師だと言えるのだろう。また、一度資格を取ってしまえば永久にその資格が続くのではなく、五年ごとに更新しなければ資格をはく奪されてしまうらしい。何か、車の運転免許証のようだ。この病院でのリウマチ専門医の最もベテランは谷医師らしく、「僕はもう五回くらい更新してますよ、年がばれますけど」と笑って教えてくれたことがある。

また、最近、日本リウマチ学会が始めた制度として、「リウマチ相談員」（注23）の資格取得がある。これは医療機関に勤務しており、関節リウマチを専門に診ることのできる医師以外の職種に与えられる資格らしい。東洋病院からも看護師、薬剤師、療法士、MSW、事務職員が講習を受けて、この資格を取得している。そのリウマチ相談員の資格を持った東洋病院のスタッフたちは「リウマちーむ」と名付けたチームを組み、関節リウマチ患者の病気や生活の質の向上を目指した活動に取り組んでいる。

病気というものは、医師が処方する薬だけでよくなるものではない。さらに、病気の相談に対応してもらうためには診察予約時間の十分間や十五分間ではとても足りない。医師に話しにくい内容もあるだろう。薬の服用方法や副作用のこと、リハビリのこと、自己注射のこと、医療費のこと、などの幅広い課題に対応するためには多職種がチームを組んで取り組まないと十分なものにはならない。私をはじめ、一人一人の患者に対して、患者ごとの病状や治療内容、生活・家族環境の違いに配慮した支援ができるように、リウマちーむのメンバーたちは、お互いの情報交換を行いながら、それぞれの職種の立場で努力してくれているのだ。

私は最近、東洋病院でそのリウマちーむの皆さんに、

「患者さんから、医者には聞きにくいのだけど、ということで相談を受けることはありますか」という質問を投げかけてみた。

手越看護師の話

よくありますね。特に採血の時に質問を受けることが多いですかね。「こんな話、お医者さんには言えなかったんだけど聞いてくれます？」といった感じです。

よく聞かれる質問は、

「家で自己注射を失敗してしまったときはどうしたらいいですか」

「薬の副作用やリウマチ以外の病気が出た時には県立病院や大学病院などの専門病院を紹介してくれますか」

などでしょうか。

福井薬剤師の話

そうですね。私は薬剤師なので、

「薬を飲み忘れて後で気づいたときはどうしたらいいの？」

「ジェネリックは効果が落ちるように思うので止めたいのですが」

「インフルエンザにかかった時はリウマチの薬を飲むのを止めておいた方がいいですか」

といった質問が多いです。医師より質問するハードルが低くて尋ねやすいんでしょうね。

常澤療法士の話

外来リハビリは一クール四十分間ですけど、話題の半分はリハビリのことですね。部屋に二人だけでいることが多いので、いいことも悪いこともいろいろ話してくれます。

「運動はどの程度できるのか、そもそもやっていいのか」

「リウマチ体操はおススメですか？」

「外反母趾になっていて辛い、どうしたらいい？」

「サポーター、コルセットのお世話は病院がしてくれるの？」

といった内容が多いですね。

原ＭＳＷからの話

いろんな質問をいただきますよ。例えば、

「関節リウマチは難病に含まれますか？」

「身体障害者の認定はどうしたら受けることができますか？」

「関節リウマチもひどくなったら介護保険も使えるの？」

「関節リウマチになったことを職場の同僚に理解してもらえていないのがつらい」

「全国的なリウマチ患者の患者会はありますか？」

といった悩みや質問をいただくことがあります。

笠松事務員の話

聞かれることはよくありますよ。ただ、私がいる外来受付のあたりは人が多いので、他に聞かれたくない話のときは場所をかえて他の患者さんがいない場所で聞くことにしています。

「通院に自家用車の運転が辛くなってきたのですが、何かいい方法や、病院として送迎の支援などはありますか？」

「東洋病院でリウマチ教室を開催していると聞いたけど、東洋病院にかかっていない友達も誘っていいものですか？」

「リウマチの薬は高額なものが多いですが、急に処方されて手持ちのお金がない時はどうしたらいいですか？」

「日曜日と祝日は病院はお休みとのことですが、そういう時に調子が悪くなったらどうしたらいいですか？」

　といった質問をよくされますね。自分で答えられる内容なら答えますが、一番適切な回答者を探して答えてもらうこともありますね。


　私は、診察室で谷医師にもいろいろ質問をさせていただく。ある日の谷医師との会話は、なぜか心に残ったので記録しておきたいと思う。

「谷先生にひとつお聞きしたいことがあるんですけど、いいですか？」私は、診察室で谷医師に尋ねてみた。

「はい、いいですよ、次の予約の患者さんがキャンセルになったので時間はあります」

「前から伺いたかったんですけど、谷先生はどうしてリウマチの専門医になろうと思ったんですか？」

「なんだ、病気の質問じゃないんですね」と谷医師はほほ笑んだ。「こんな質問を患者さんから受けるのは初めてなので、とまどってしまいますが、せっかく聞いてくれたのでお答えしますね。関節リウマチという病気は、関節以外の体のあちこちの臓器にも病気がおこってくるのはご存じですよね」

「はい、間質性肺炎や胸膜炎、腎臓や腸にも病気が起きてくることがあるって何かで読んだことがあります」

「そうなんです。だから、関節リウマチの患者さんを診察していたら、全身の臓器の管理や治療ができる医者になれると思ったんです」

「心臓や肝臓の病気しか分からないお医者さんになるのではなく、ってことですね」

「はい。僕はもともと、県内の山間部の田舎出身で、その村はずっと昔から医者がいない無医村だったんです。だから、僕も子供の頃は、病気になったら母に連れられてバスに乗って隣の村の診療所に通ってたんです」

「それは大変でしたね」私は自分の恵まれた環境に感謝した。

「その頃はそれが普通だと思ってて、不便だとは思いませんでした。ただ、大学の医学部に入ると、自分はそういった医療事情のよくない地域に貢献できる医師になりたいと思うようになったんです。そのためにも、一人でどんな病気でも診ることのできる医師になろうと思いました」

「それで、全身に病気が起きるリウマチの専門医になろうとされたんですね」

医療の知識の乏しい私にもこの説明はよく分かった。

「じゃあ、谷先生は、いずれその無医村の故郷に帰って働くおつもりなんですか？」

「どうでしょうか。僕も長らく大学病院に勤めて、その後ご縁があってこの病院に勤めさせていただいてます。故郷の住民の人口も減ってしまっているので、帰っても仕事がないような気もしているんですよね」谷医師は寂しそうにほほえんだ。

「私たちリウマチ患者は、谷先生は長くこの病院にいてもらいたいと願っていますよ！」

激励になるかどうか分からないまま、私は力強くそう言った。

私は、その日のリウマチ相談員の皆さんからいただいたいろんな知識や谷医師の経歴の話を家に持ち帰って夫にも話してみようと思った。ただ、夫は興味を持って聞いてくれるかどうか少し心配だった。

第十九章　リウマチ教室への参加

今日、東洋病院で診察とリハビリ治療を受けた帰りに、受け付けのテーブルの上にいつもは見かけない用紙が置かれているのに気づいた。私が興味深そうに眺めていると、受付事務員の笠松さんが近寄ってきた。

「患者さん向けの勉強会の案内です。一枚お持ちください」

笠松さんが一枚を取って私に手渡してくれた。

その紙には、『東洋病院リウマチ教室、ご自由にご参加ください』と書いてあった。

「リウマチの勉強会ですか。私も参加できるんですね」

「もちろんですよ」

「ほら、今回は、島田さんがよく知っている東洋病院のスタッフの発表がありますよ。看護師の手越さん、薬剤師の福井さん、療法士の常澤さん、が発表します。私とＭＳＷの原さんが司会進行役を務めますし、最後のグループ討論の司会は島田さんの主治医の谷先生ですよ」

第十九章　リウマチ教室への参加

「ほんとに豪華メンバーですね！　家族も参加していいんですか？」

「もちろんです。むしろご一緒の参加をお勧めします。島田さんは、ご主人を誘いたいんですね？」

笠松さんは、よく分かっていた。私は、こういう勉強会に夫にも参加してもらって、私の病気のことをよく理解してもらいたいと常々思っていた。このリウマチ教室はいいチャンスだと思った。

笠松さんはさらに、

「東洋病院にかかっている患者さんが大勢参加されます。ご家族や付き添いの方も来られますので、患者さん同士、家族同士の親睦も深められるいい機会になると思いますよ」

その日の夜、夫にリウマチ教室のパンフレットを見せて、一緒に参加してほしいと頼んでみた。夫はパンフレットを見ながら、

「リウマチじゃない僕が参加して役に立つことがあるのかなあ」とつぶやく。

「家族と一緒に参加する人も多いって言ってたわよ。試しに参加してみて、よくなかったら、次回から参加しなければいいのよ」

「分かった、とりあえず、その日は予定を空けておくよ」

リウマチ教室の当日になった。私と夫は、夫の運転で東洋病院に向かった。会場は東洋病院三階のリハビリ室で、普段リハビリ治療に用いる器具が部屋の端に片づけられており、部屋の中心にはテーブルと椅子が並べられていた。テーブルは八台ほどおかれていて、一テーブルに六人が囲んで座れるように椅子が配置されていた。私と夫の椅子も隣り合わせに置かれてあった。

東洋病院のスタッフもいつもの仕事服を着て大勢が参加しており、よく見かける方たちもいて、皆さんテキパキと受付業務や席の案内を行っていた。

予定の時間になり、会は始まった。会は、受付事務の笠松さんとＭＳＷの原さんの司会進行で行われた。まずは東洋病院のスタッフによる講義で始まった。看護師の手越さん、薬剤師の福井さん、そして療法士の常澤さんから、リウマチの薬やリハビリ、体調管理の注意点についての知識を教えていただいた。続いて、谷医師が進行役になり、グループワークという形式で、テーブルに別れてのグループごとに議論が行われることになった。

「それでは、まずはグループごとに自己紹介を始めて下さい。テーブルに座っている一名の病院スタッフはファシリテーター、つまり議論の進行役をうまく務めてくださいよ」

司会を務める谷医師の言葉でグループワークが始まった。私のテーブルにはファシリテーターとして、療法士の常澤さんが座っていた。常澤さんは笑顔で、

「それでは、私の右隣りの、島田さんですね、島田さんから自己紹介を一人二分間でお願いします」

……え！、いきなり私!?　……

隣に座っている夫も動揺してつぶやいていた。

「え！、家族として来てるのに自己紹介!?　まじかよ！」

それでも何とか自己紹介を終えた私と夫は、何とか落ち着きを取り戻し、テーブルの他の四人の自己紹介を聞いた。おそらく、病院のスタッフたちが配慮してくれたのだろう。このテーブルの参加者六名は、すべて患者が女性で、付き添いが夫という夫婦のカップルだった。

私たちのテーブルでは、リウマチ患者に対する家族の支援について議論が交わされた。三組の夫婦の中では、私たちが最も若い夫婦であり、罹病期間も私が一番短いようだった。患者の年齢こそ違ってはいたが、罹病期間が五年を超えている他の二組のリウマチ患者である女性からは、発病初期の薬が効き始めるまでは痛みで苦しんだこと、薬が効き始めてからも、いろんなストレスがあると痛みが再燃した経験などを聞かせていただいた。

患者の夫は、そういう時にリウマチで苦しむ妻に対してどのように寄り添ったか、いかにしてストレスを減らすように努めたか、についての具体的な話を聞かせてくれた。

私の夫は、議論の中で一言もしゃべることはなかった。しかし、参加していない雰囲気は全くなく、むしろ、同じグループの夫婦の意見を聞いていて響いたものがあるようだった。真剣な顔で、一言も聞き漏らさないような態度で話を聞いていた。時々、メモを取ったりもしていた。

グループワークの時間も終わりに近づき、ファシリテーターの常澤さんが、グループみんなの顔を見渡しながら、

「これから全体討論が始まります。各グループから、議論した内容を発表してもらうことになっています。どなたか、このグループを代表して発表をしてもらえる方はおいでですか?」

「……」

「それでは、希望者がいないのなら、私は個人的には島田さんのご主人に発表をお願いしたいと思います。島田さんのご主人どうですか?」

私は驚いた。一言もしゃべっていない夫に何を話せと言うのだろうか?

でも、意外にも夫は、

「分かりました、頑張って発表します」と何かを決意したように答えた。

いったい何を話してくれるのだろう。私は自分が発表を任された以上に不安でいっぱいになった。

そして、谷医師の司会でグループワークの発表会が始まった。

私たちのグループ発表の順番が来るのを私はドキドキして待っていた。

そして、いよいよ私たちのグループの発表の順番が来た。

司会の谷医師が、

「それでは、次のグループの発表をお願いしたいと思います。発表者は島田健介さん、今日は奥さんと一緒に参加されたんですね。よろしくお願いします」

夫がゆっくりと立ち上がった。

「それでは、このグループの発表をさせていただきます。私たちのグループでは、リウマチ患者である妻を、夫としてどのようにサポートしているか、あるいはサポートすべきか、を議論しました。今回、私は、病気を持つ妻と、初めてこの会に参加させていただきました。今、思っていることは、この会に参加して本当によかったということです。この会に参加して分かったことは、自分はこの病気のこと、この病気を発症した妻のことを全然理解できてなかったということです。

リウマチの痛みは病気になった本人にしか分からない、ということを長く患っている同じグループの方から教えていただきました。そういったリウマチの辛さを、まるで本人と同じくらいよく理解されて、夫として、優しく思いやりを持って奥さんと接している他のご夫婦の話を聞かせていただいて、今日は本当に勉強になりました。いま、目が覚めたような気持ちがしています。

これからは、よい夫として、病気の妻に寄り添えるように頑張っていきます。本当にありがとうございました」

会場には、大きな拍手がわきおこった。

思いもかけない夫の言葉を聞いた私は、涙があふれるのを止めることができなかった。

このグループのファシリテーターの常澤さんは、夫の態度から心境の変化をいち早く感じ取り、発表者の役割を与えてくれたのだと気づいた。

第十九章　リウマチ教室への参加

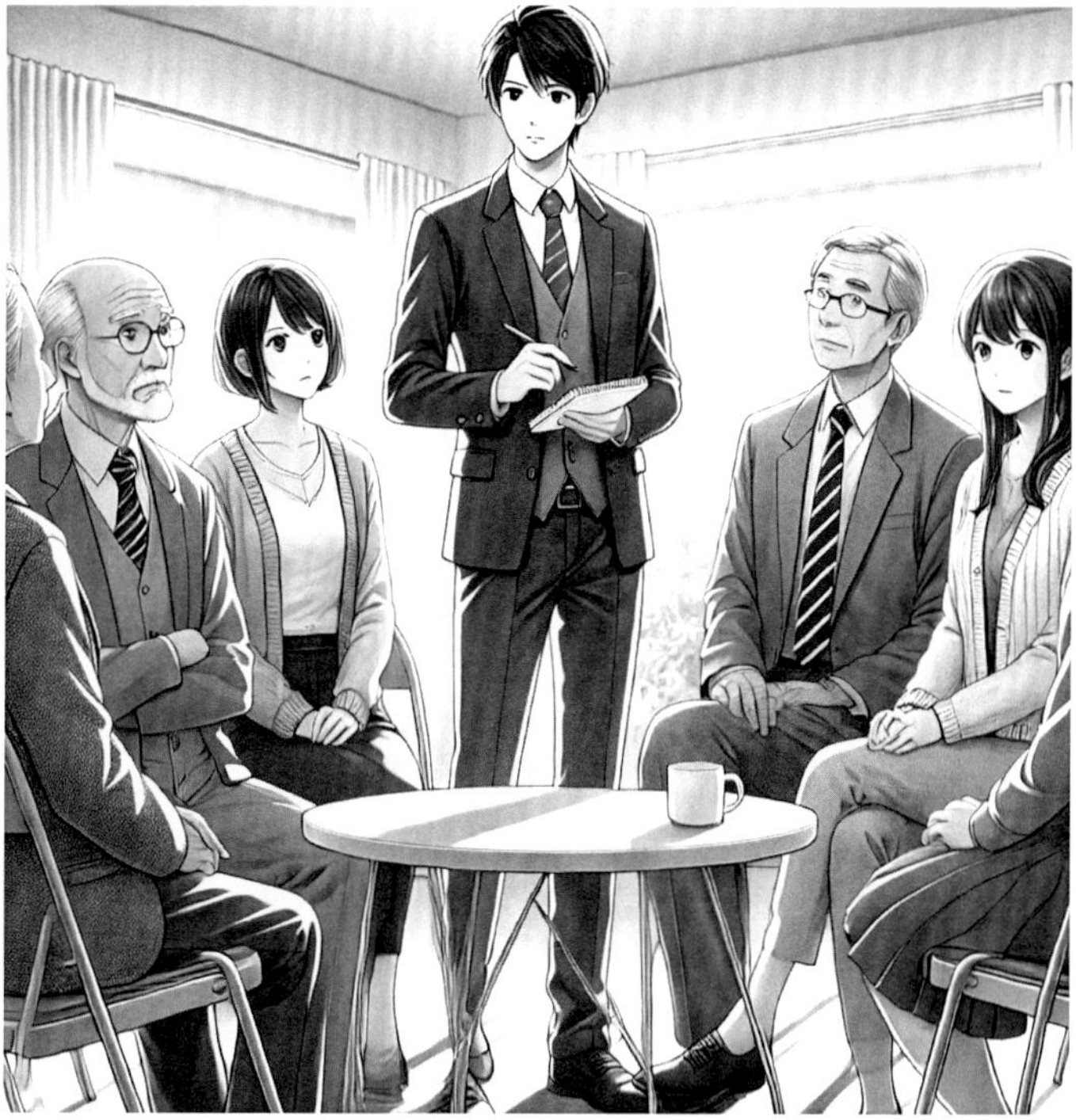

第二十章　リウマちーむとのハッピー・リウマチライフ

東洋病院にかかるようになり一年が過ぎた。リウマチ専門医の谷医師から関節リウマチの診断を受けて、治療が開始されてから関節の痛みや腫れはすごくよくなった。とにかく、日常生活や仕事が問題なくこなせているのはありがたく思う。途中で妊活を希望し、メトトレキサートの中止や生物学的製剤の変更ということになったが、幸いに順調に経過している。現在の状態なら、関節の破壊や変形に至ることはないだろうと、谷医師からは太鼓判を押していただいている。

ただ、この一年あまり順風満帆であったかというとそうではない。リウマチを持ったことで、さまざまな日常生活の制限が起き、費用面での負担も大きい。また、病気を持ったことによる精神面のストレスもある。こういった悩みや心配に対しては、周りからのサポートが大切だということを痛感させられた。

東洋病院には「リウマちーむ」という組織が結成されて活動している。「リウマチ」と「チーム」を掛け合わせてできた誰にでも分かる造語を思いついたのは谷医師らしいが、谷医師は、自分ではないと言い張っているようだ（笑）。リウマチ専門医である谷医師、外来看護師の手越さん、薬剤師の福井さん、療法士の常澤さん、ＭＳＷの原さん、そして事務の笠松さん、が多職種としてリウマちーむのメンバーに加わっているそうだ。この一年を思い起こしてみると、関節リウマチの診断を受けてから、みんな大変お世話になった人たちばかりだ。

このリウマちーむは、定期的にミーティングを開いてリウマチ患者の医療面や生活面の改善に努めてくれているそうだ。また、この病院での取り組みを日本リウマチ学会総会のような全国学会や県内のリウマチ研究会や院内のリウマチ教室の開催に参加や主催を行って、よりよい取り組みができるようにレベルアップに努めていると聞いている。

このように、リウマチ専門医の存在だけでなく、リウマちーむとして、多職種がそれぞれの能力を最大限に生かしつつ、お互いの連携も図ることで、患者の病状が少しでも良くなっていくように努めている全国でもあまり例をみない取り組みをしている病院なのだ。

今日も東洋病院で、診察室にいたり受付を通ったり、廊下を歩いたりしているとリウマちーむの皆さんから声がかかる。

「おはようございます。寒い季節になってきましたが、体調はどうですか？　暖かくして過ごせていますか？」

と受付では、笠松さんが病院にやってきた私を迎えてくれる。

「お母さんの調子はどうですか？　介護保険の再申請は通りましたか？」

廊下を歩いて診察室に向かっていると、義母の介護保険でお世話になったＭＳＷの原さんが優しく声をかけてくれる。

診察室に入ると谷医師から調子はよいというコメントがもらえた。

「ＣＲＰの値も陰性ですし、ＤＡＳ28というリウマチの活動性スコアも寛解状態なので言うことありませんね」

採血室では手越看護師が採血をしながら尋ねてくれる。

「自己注射うまくできてますか？　打った後の皮膚が赤くなったりしてませんか？」

リハビリ室では、いつもの常澤療法士が、

「脚の筋力も回復してきているし、膝の可動域も広がってきましたよ。どうですか？　リウマチ教室が終わってから、ご主人は優しくしてくれてますか⁉」

と笑顔で話しかけてくれる。

薬剤室の前では部屋を出てきた福井薬剤師にばったりあった。

「あら、島田さん。自己注射は問題ないですか？　薬のことで何か相談があれば、いつでも私を呼んでくださいね」と優しく声をかけてくれた。


病気というのは薬を使って治すだけではない、ということが関節リウマチという病気になってみて、そして、東洋病院にかかってみてよく分かった。「病気をみるのではなく、病人をみる」ことが大切だという話はよく聞くが、その精神を実際に身を持って体験させてもらった気がした。医療に関わる職種がたくさんあることもよく分かった。あまり接触する機会のない職種もある。一人の患者の治療やケアにおいて、直接その患者に接する職種ばかりではない。陰でそれを支える職種もある。そういった多くの職種が、それぞれの持つ患者情報を共有して患者の治療やケアに役立てていく。それは、この一年間そういった恩恵を受けた一人の患者として素晴らしいことだと実感した。

病院の玄関を出ると、目の前の土手に大きなひまわりの花がたくさん咲いている光景が目に入った。夏の光を浴びて黄金のように輝く花びらと空の青さとのコントラストはとても美しかった。私は、病院の建物を振り返りながら、病気の続く限り、この病院にお世話になろうと、心に決めた。

注　釈

1　ＭＳＷ

Medical social worker（医療ソーシャルワーカー）の略。主な仕事は、保険医療機関において患者や家族が抱える悩みや問題を見つけ出し、問題の解決を図るために医療機関や関連機関との調整や連係を行うことである。具体的には次のような仕事を行う。療養中の患者や家族の心理的・社会的問題の解決やその調整への援助、患者の退院援助と退院後の生活支援、患者の退院後の社会復帰援助、患者およびその家族の受診、受療に関する援助、患者と家族が抱える医療費や生活費などの経済的問題の解決、調整援助、地域ケア会議などへの参加による地域活動。

2　リウマチ専門医

日本リウマチ学会が認定したリウマチ性疾患に関する十分な学識と経験を有する医師。

3　関節リウマチ

関節内の滑膜にみられる炎症と増殖が初期病変であり、無治療のままでは関節の骨や軟骨、じん帯が破壊され、関節が変形していく疾患である。手指や手首、肘、肩、膝、足首、足趾などの関節に好発する。かつては治らない難病とされていたが、現在は抗リウマチ薬の進歩によって、寛解という、関節の痛みや炎症がない状態へとコントロールすることが可能になった。女性が男性の四倍ほど多く、発症が最も多い年齢は三十〜五十歳代である。国・地域によって頻度は異なるが、有病率は〇・五〜一パーセントとされており、日本にはおよそ七十万人の患者がいると考えられている。さまざまな関節以外の臓器に病気がみられることもある。発症にいたる詳しい原因は明らかになっていないが、遺伝的要因と環境的要因が組み合わさって発症するものと考えられている。

4　関節エコー検査

関節リウマチによって生じる滑膜の炎症を直接観察する画像検査。炎症のある関節滑膜は健常な場合と比較して厚みをもち関節液が増加した状態となっており、内部に異常な血流信号を観察することができる。

5　抗ＣＣＰ抗体

ＣＣＰは cyclic citrullinated peptide の略。シトルリン化蛋白の一つであるフィラグリンのシトルリン化部位を含むペプチドを環状構造とした抗原（ＣＣＰ）を用いて検出される関節リウマチに特異的な自己抗体である。抗ＣＣＰ抗体は関節リウマチに対する高い特異性と感度を有することや、発症早期から陽性となるため、関節リウマチの早期診断に有用である。

6　リウマトイド因子

Rheumatoid factor。ＲＦと略す。ＲＦは、変性したＩｇＧ（免疫タンパク質）に対する自己抗体で、関節リウマチ患者に検出され、陽性の場合は骨破壊の進行が速いことが知られている。しかし、特異性は高くはなく関節リウマチ以外の病気や健常者でも陽性を示すことがあり、必ずしも関節リウマチの存在を示すものではない。

7　ＣＲＰ

C-reactive proteinの略。感染症や悪性腫瘍、自己免疫疾患、心筋梗塞など、体内に炎症あるいは組織壊死がある病態で血液中に増加する蛋白質であり、血液検査において急性炎症の指標として広く使用されている。

8　二〇一〇年の関節リウマチ分類基準

二〇一〇年に米国リウマチ学会と欧州リウマチ学会が発表した関節リウマチの分類基準。この分類基準によって、関節リウマチの早期診断と早期治療が可能となった。少なくともひとつ以上の明らかな関節腫脹があり、関節炎がその他の疾患で説明できない患者にこの分類基準を適応し、腫脹または圧痛のある関節数、血清学的検査、炎症反応、および罹病期間のスコアの合計が六点以上の場合、関節リウマチと診断される。

9　関節滑膜

関節を包む関節包の表面に存在する組織である。関節の潤滑油の役割を果たす関節液を産生あるいは吸収する働きがある。関節リウマチの炎症はこの関節滑膜組織から始まり、その結果滑膜の肥厚や関節液の増加がみられ、続いて軟骨や骨、じん帯の破壊につながっていく。

10　膠原病

皮膚、血管、骨、内臓などを構成する結合組織に炎症や変性が生じることにより、全身の様々な病変をきたす病気の総称である。現在三十以上の病気が膠原病に含まれているが、その中で最も患者数が多い病気が関節リウマチである。膠原病は病気の種類によって、皮膚、筋肉、関節、種々の臓器などに特徴的な症状が現れるとともに、発熱や全身倦怠感などの全身症状がみられる。膠原病は、本来は微生物などに作動する免疫システムに異常を来たし、自分の組織を攻撃してしまうことによって引き起こされると考えられている。

11　関節リウマチの治療目標

現在は「寛解」という病気の勢いが全く見られない状態が現実的な治療目標となっており、その寛解の目安が提唱されている。

12　抗リウマチ薬

関節リウマチの疾患活動性に影響を与える薬の総称であり、現在の関節リウマチ治療の中心的薬剤である。抗リウマチ薬は免疫担当細胞や免疫物質（サイトカイン）に薬が作用することで関節炎や骨破壊の抑制効果を示す。英語では（Disease modifying anti-rheumatic drugs: DMARDs、ディーマーズ）と呼ばれる。

13　メトトレキサート

高い有効率および継続率と優れた骨破壊進行抑制効果を兼ね備えた従来型合成抗リウマチ薬（csDMARDs）のひとつである。その優れた有効性と他の薬剤との併用における有用性から、関節リウマチ治療の第一選択薬およびアンカードラッグに位置付けられている。肝機能障害、血球減少、間質性肺炎、感染症などの副作用には注意が必要である。

14　NSAIDs

Non-steroidal anti-inflammatory drugs（非ステロイド性抗炎症薬）の略称であり、エヌセイズとも呼ばれ、広く「痛み止め」とも呼称される。ステロイド構造以外の解熱鎮痛作用を有する薬物の総称である。炎症によって局所における産生が亢進したプロスタグランジンなどの活性物質を抑制し、解熱作用、鎮痛作用、抗炎症作用を発揮する。NSAIDsにはいくつかの種類があり、アセチルサリチル酸（アスピリン）、ジクロフェナク、インドメサシン、ロキソプロフェン、セレコキシブなど、多くの薬剤が内服薬、注射薬、外用薬（湿布剤・塗布剤、坐薬）として使用されている。関節リウマチにおいては、関節の腫れや痛みを和らげる働きがある。速効性があるが、関節リウマチの炎症を根底から取り除くことはできない。また、副作用である胃・十二指腸潰瘍などの消化管の粘膜障害に十分に注意する必要がある。

15　ステロイド薬

活動性の高いリウマチに対して、抗リウマチ薬の補助として用いられる。その鎮痛効果および抗炎症効果は即効性である。早期のリウマチ患者に対する少量のステロイド薬は、関節痛の軽減効果が期待できる。抗リウマチ薬の投与が困難な高齢関節リウマチ患者に適応されることもある。ただし、ステロイド薬の長期使用は、糖尿病や骨粗しょう症、白内障、感染症などを合併しやすくなるので、抗リウマチ薬が効き始めたら速やかに減量、もしくは中止することが望ましい。

16　リハビリ

リハビリテーションの略。リハビリ職には理学療法士（ＰＴ）、作業療法士（ＯＴ）、言語聴覚士（ＳＴ）の三職種がある。関節リウマチのリハビリとしては、患者教育、物理療法、運動療法、作業療法、装具療法などがある。関節に対する無理な負荷を減らすための生活指導や関節保護指導は、早期から末期にかけて継続して実施すべきである。

17　臨床リウマチ, 33, 92, 2021

18 The Lancet, Oct 22, 2016

19 Kenji Tani, et al. J Clin Trials, 10, 441, 2020

20 ＤＡＳ28

ＤＡＳ28（Disease Activity Score 28）は、二十八か所の関節で評価し、圧痛関節数、腫脹関節数、患者による全般評価、急性期反応物質（血液検査によるＣＲＰまたは赤沈）のデータを各要素に重みをつけて加算することによってリウマチの活動性を表す。その結果によって、患者の活動性を高疾患活動性、中疾患活動性、低疾患活動性、および寛解に分類される。

21 **生物学的製剤**

バイオ製剤とも呼ばれる。バイオテクノロジー（遺伝子組換え技術や細胞培養技術）を用いて製造された薬剤であり、特定の分子を標的とした治療として用いられる。生物学的製剤の効果は、関節リウマチの原因となるサイトカインを特異的に抑制することにより、関節滑膜に発生する炎症を抑制する。その結果、関節の痛みを取るだけでなく、関節の破壊や変形を抑制する効果も持つ。生物学的製剤は高分子の蛋白質であり、内服すると消化されてしまうため、点滴あるいは皮下注射で投与される。腫瘍壊死因子（ＴＮＦ）阻害薬、インターロイキン６阻害薬、Ｔ細胞選択的共刺激調節剤などがある。

22　ＪＡＫ阻害薬

炎症性サイトカインによる刺激が細胞内に伝達されるときに必要なヤヌスキナーゼ（Janus kinase、JAK）という酵素を阻害する内服薬である。関節リウマチの発症や活動性に関わる複数の炎症性サイトカインの産生を抑制する作用を持つ。生物学的製剤と同等の効果を持つとされている。

23　リウマチ相談員

日本リウマチ学会開催の「リウマチ相談員養成研修会」を受講したリウマチ専門医以外の医師、教育・保健・福祉関係及び医療関係等従事者を指す。この研修会は、地域住民等への正しいリウマチ性疾患の知識の普及啓発を行うための相談体制の確保を図ることを目的にして一年に一回開催される。

あとがき

最後までお読みいただきありがとうございます。この物語に登場する病院は実在しています。また、谷医師も含めて、メディカル・スタッフもイメージはそのままです。手越看護師、福井薬剤師、常澤療法士、原ＭＳＷ、そし笠松事務員は、名前こそ違っても、同じキャラクターの職員がこの病院に実在しております。

彼らは、それぞれの業務をこなしながら、日本リウマチ学会主催のリウマチ相談員養成研修会を受講してリウマチ相談員の資格を取得しました。そして、それぞれの職種の能力を最大限に生かしつつ、「リウマちーむ」と名付けたワンチームとして一人一人の関節リウマチ患者さんの病気の改善や日々の幸せに貢献する努力を続けております。

きれいごとを言うつもりはありませんが、医療職は聖職だと言われた時代もありました。しかし、医療の進歩とともに、治らなかった病気を治せる薬も登場しています。ＡＩが病気の診断をする時代に入ったともいわれます。私たちは、今、そういう科学ナンバーワンの時代だからこそ、医療職は聖職であるという気持ちを忘れてはいけないと思っています。

患者さんが病院を受診するのは、病気を治してほしい、少しでも病気をよくしてほしいと願っているからでしょう。それをかなえてあげることが医療人としては最も大切なことではあるでしょう。しかし、「リウマちーむ」はそれだけに満足することはありません。

患者さんがもっと幸せになるためには、本人を悩ます病気以外の課題にも積極的に取り組んでいくことが大切です。ただ、そのためには、多職種がそれぞれのベストを尽くしながら、チームとして取り組む必要があります。私たちは、これからも職員一同、患者さんを幸せにすることにやりがいを求めてチーム一丸になってまい進していきたいと思っています。

■著者プロフィール

東洋病院 院長 谷 憲治&リウマちーむ

谷 憲治

仁寿会 東洋病院院長
医学博士（徳島大学）
徳島大学大学院 元教授
日本リウマチ学会リウマチ専門医・指導医

東洋病院 リウマちーむ

福原 英子 薬剤師、手塚 真実 看護師、常盤 友美 作業療法士、澤内 あゆみ 理学療法士、
原塚 早衣加 ＭＳＷ（注１）、笠井 有紀 事務員

私のリウマチ日誌～リウマちーむとの出会い～

2025年5月11日　初版第1刷発行
著　　者　東洋病院 院長 谷 憲治 & リウマちーむ
イラスト　手塚真実
発 行 所　株式会社牧歌舎
〒664-0858　兵庫県伊丹市西台1-6-13 伊丹コアビル3F
TEL.072-785-7240　FAX.072-785-7340
http://bokkasha.com　代表者：竹林哲己
発 売 元　株式会社星雲社（共同出版社・流通責任出版社）
〒112-0005　東京都文京区水道1-3-30
TEL.03-3868-3275　FAX.03-3868-6588
印刷製本　冊子印刷社（有限会社アイシー製本印刷）

ISBN978-4-434-35860-9　C0093